C. A. PRESS

SALVANDO VIDAS

José Fernández nació en Ponce, Puerto Rico. Desde pequeño sufrió el problema del sobrepeso en carne propia, llegando a estar sesenta libras por sobre su peso ideal a los catorce años, y sufriendo de sobrepeso toda su adolescencia. Al certificarse como Nutricionista del Deporte en el International Fitness Association en Miami y más tarde como entrenador personal en el National Strength Conditioning Association y el Sports Sciences Association, en un año no sólo alcanzó su peso ideal por primera vez en su vida adulta, sino que comenzó a entrenar a otras personas brindándoles todos los conocimientos que habían cambiado su vida.

Con ocho años de experiencia en el campo de la preparación física y la nutrición, en 2000 comenzó a entrenar a celebridades y deportistas profesionales en la exclusiva Fisher Island. Para ese entonces comenzó su colaboración con la revista *Men's Health en Español* donde escribía la columna "Pregúntale al entrenador". Fue allí que se desarrolló con más fuerza su pasión por ayudar a otros a alcanzar su peso ideal de la mano de una mejor nutrición y una mejor preparación física.

Hoy en día escribe una columna para *People en Español* que aborda temas de nutrición y ejercicio, participa en el segmento "Viva la vida" de *Primer impacto*, es entrenador y nutricionista de las participantes de *Nuestra belleza latina*, colabora con segmentos de nutrición y lo último en ejercicios todas las semanas en *Despierta América* y en Univision Radio, sigue entrenando celebridades y deportistas, y tiene su propia línea de ropa de ejercicio: Booka.

Actualmente vive en Miami y está desarrollando una línea de vitaminas y suplementos nutritivos y preparando seminarios para capacitar a entrenadores en Latinoamérica con las últimas técnicas en preparación física.

Para mayor información visita su página:
www.preguntalealentrenador.com

SALVANDO VIDAS

CAMBIA TUS HÁBITOS,

CAMBIA TU VIDA

José Fernández

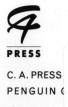

PRESS

C. A. PRESS

PENGUIN

C. A. PRESS

Published by the Penguin Group
Penguin Group (USA) Inc., 375 Hudson Street,
New York, New York 10014, USA

USA | Canada | UK | Ireland | Australia | New Zealand | India | South Africa | China
Penguin Books Ltd, Registered Offices: 80 Strand, London WC2R 0RL, England
For more information about the Penguin Group visit penguin.com

First published in the United States of America by C. A. Press, a member of Penguin Group
(USA) Inc., 2013

ISBN 978-0-14-242472-8

Printed in the United States of America
10 9 8 7 6 5 4 3 2 1

5162 2305 6/13

While the author has made every effort to provide accurate telephone numbers, Internet
addresses, and other contact information at the time of publication, neither the publisher
nor the author assumes any responsibility for errors or for changes that occur after
publication. Further, publisher does not have any control over and does not assume any
responsibility for author or third-party Web sites or their content.

Neither the publisher nor the author is engaged in rendering professional advice or services
to the individual reader. The ideas, procedures, and suggestions contained in this book are
not intended as a substitute for consulting with your physician. All matters regarding your
health require medical supervision. Neither the author nor the publisher shall be liable or
responsible for any loss or damage allegedly arising from any information or suggestion in
this book.

ALWAYS LEARNING   PEARSON

Quiero dedicarle este libro a cada persona
a quien, de una manera u otra, Dios le habló a través de mí
y quizo hacer un cambio en su alimentacion para
¡SALVAR SU VIDA!

CONTENIDO

PRÓLOGO

Tras haber jugado más de quince años como *catcher* para los New York Yankees, considero que la alimentación es la gasolina del cuerpo humano. Si tú te alimentas mal, lógicamente el cuerpo no va a responder de la manera que tú quieres. Esto es especialmente evidente en el mundo de los deportistas profesionales como yo; si nosotros no nos cuidamos y no buscamos la manera de alimentarnos bien, no vamos a rendir en una temporada que es súper larga.

En el tiempo que llevo en el deporte, los ejercicios han cambiado muchísimo, porque incluso han cambiado mucho las máquinas que se usan —los ejercicios se dirigen más directamente al músculo indicado que estás entrenando. Antes se usaba más el tipo de preparación física llamada *bodybuilding* que, para nosotros como beisbolistas, obviamente no funciona para nada bien, ya que para jugar béisbol uno no puede ponerse muy grande porque no va a poder tener esa soltura y esa rapidez tan necesarias para el juego. Lo que hace falta es explosividad y fuerza, y hoy en día no se entrena como se hacía quince o veinte años atrás.

Estábamos en Miami con mi entrenador ya que, a pesar de jugar en Nueva York, mi familia seguía viviendo en la capital del sol y por supuesto yo siempre estaba viajando. Así que coincidió que entrenaba en el mismo gimnasio donde lo hacía José y varias veces lo vi mientras entrenaba a sus clientes. No pude evitar acercarme a él para pedirle que comenzara a entrenar a mi esposa Laura. José le dedica mucho tiempo a su gente, y eso es muy importante en un entrenador. Él siempre está encima de los clientes, buscando que el cuerpo rinda y se vea mejor, y ya que a mi esposa siempre le ha gustado verse y alimentarse bien, consideré que iba a sentirse muy a gusto entrenando con José. Lo que me gusta de cómo hace las cosas es que incorpora todo el cuerpo en su entrenamiento, y no todo el mundo hace eso. Por eso quise que Laura empezara con él.

Cuando mi entrenador no puede venir a Miami también recurro a José, pues para mí lo más importante es tener una persona que me empuje, que me aliente. Yo necesito a alguien que esté ahí, que me ayude y me motive a venir al gimnasio, ya que es difícil para mí, luego de tantos años, levantarme en la mañana. Pero si sé que tengo un entrenador que me motiva, me escucha, que es tan profesional y está esperando por mí, entonces mi compromiso por no quedar mal será más grande y, por muy cansado que me sienta, yo me levanto de esa cama y voy a entrenar. Eso es exactamente lo que ha hecho José.

—JORGE POSADA

INTRODUCCIÓN

          ¿Has escuchado la frase: "pareces un disco rayado"? Seguramente sí, pero por si nunca la has escuchado, esto es lo que se les dice a las personas que no se cansan de repetir lo mismo una y otra vez, y si vamos a actualizar el dicho, entonces debería ser "un CD rayado"; pero la verdad es que no me importa cuántas veces sea yo quien parezca disco o CD rayado hablando de lo mismo. Ahora, como si fuera poco, decidí dejarlo por escrito, porque no me cansaré jamás de luchar día a día con este mal que está afectando a millones de personas en el mundo: el sobrepeso.

Les juro que cuando voy a un restaurante y veo a los padres llenando a sus hijos de refrescos llenos de azúcar y comidas grasosas y saladas me provoca ir a su mesa y sentarme a darles una charla completa de nutrición mientras el mesero viene a cambiarles todo eso por una ensalada con un pollito a la plancha y una papa asada.

Y esta es solo una de las escenas que a diario vivo, no solo en los restaurantes sino también en el supermercado, cuando veo esos carritos con la famosa leche "descremada" (skim milk), el yogur "bajo en grasa" (low fat) pero con 15 gramos de azúcar, la bandeja de pollo con la piel y así sucesivamente.

Gracias a Dios cada día tengo la oportunidad de comunicarme con más personas, pues con el paso de los años ha aumentado también la cantidad de medios que me permiten hacerlo; la radio, la televisión, las redes sociales, seminarios, talleres y ahora lo que tanto deseaba, dejarlo plasmado de manera indeleble en este libro.

Reconozco que los muchos mitos acerca de la comida, las dietas, la nutrición y todo lo que tenga que ver con la alimentación fomentan que las personas cometan un error tras otro, yendo por la vida repitiendo todo lo que escuchan y probando las mil y una dietas atentando contra su salud. Y es por eso que cuando por fin aparece una persona con los conocimientos adecuados, ya están tan cansadas con la mala información, que ponen en duda lo que se les dice. Por supuesto hay muchísimos expertos que, al igual que yo, siguen buscando maneras muy creativas para hacerle entender a la población lo que sucede cuando no se alimenta de la manera correcta, y eso renueva mis esperanzas.

Con las personas más allegadas a mí es con las que más sufro, pues siendo ellos parte de mi familia no los he podido ayudar. Y lo digo con toda honestidad para que vean hasta qué punto llega este problema, y que el asunto aquí no se trata de herencia, genética, parentesco o cualquier otra excusa que quieran sacar. Aquí se trata de querer hacerlo, de tomar conciencia de que nos estamos enfermando, de que el sobrepeso equivale a menos años de vida, de quitarnos de la cabeza esa idea errónea de que cuando nos hablan de sobrepeso lo relacionamos con obesidad mórbida, porque no estamos informados, porque no conocemos otra cosa, porque aún creemos que el niño gordito es el niño saludable, porque aún queremos perder peso "dejando de comer en la noche" o "dejando de comer harinas" o simplemente "dejando de comer".

Por todas las frustraciones que sufro día a día escuchando y viendo cosas absurdas referentes a la nutrición es que decidí escribir este libro. Quería juntar, en lo posible, la mayoría de las experiencias que vivo a diario contestando preguntas y aclarando dudas, y en muchas oportunidades quedándome mudo cuando uno de mis clientes viene a mí buscando ayuda para perder 40–50 libras de grasa pero me "advierte" que "mucho cuidado con quitarle su bananito con leche, porque todos los días antes de irse a dormir no le puede faltar esta sana costumbre". Para darles una idea, la banana, banano, plátano o guineo (como le dicen en diferentes países) es la fruta que más azúcar tiene. Si a eso le sumamos el "vasito de leche", que tiene alrededor de 15 gramos de azúcar, en una sola sentada, esa persona está ingiriendo la cantidad de azúcar equivalente a lo que debería consumir en tres días aproximadamente, teniendo en cuenta que nuestro organismo necesita 25 gramos de azúcar al día.

Como ven, esto y mucho más es lo que compartiré con ustedes aquí con la esperanza, entre otras cosas, de que esa parte de mi familia a la cual me refiero sepa lo mucho que me importa y lo triste que me pone que ellos aún no entren en ese grupo que decidió abrirme las puertas cuando llego con la intención de seguir SALVANDO VIDAS.

SALVANDO
VIDAS

CAPÍTULO 1

TAMBIÉN FUI GORDITO

Curiosamente la mayoría de las personas que llegan a mí buscando ayuda para superar su problema de sobrepeso tiene a alguien (o algo) a quien culpar por su situación… compañeros de trabajo, novio, esposa, falta de tiempo, horarios, etc., pero uno de los que más me llama la atención y me da pie para comenzar esta historia es la famosa "herencia familiar".

¿Me van a decir a mí que tienen sobrepeso porque sus padres lo han tenido siempre? Y qué tal la tía, la prima o incluso la bisabuela a la que nunca conocieron pero han visto fotos y entonces se dieron cuenta de que si la pobre anciana que abandonó este mundo hace dos décadas nunca estuvo en forma, ¡ustedes tampoco lo estarán!

¡Ja! Eso se lo pueden decir a cualquiera, pero no a mí. ¿Y saben por qué? Porque yo nací pesando 12,5 libras; no muchas personas nacen con ese peso. No soy el entrenador típico que viene de una familia súper saludable y que prácticamente fue educado para llevar una vida de buena nutrición y ejercicio. La familia que yo formé es así, pero mi mamá es diabética y junto con mis abuelos, tiene un sobrepeso enorme, ¡y mi tía pesa 350 libras! Así que, como verán, no

había razones para que yo fuera una persona delgada y bien for-
mada, pues en mi familia nadie lo era.

Tenía muchos hábitos alimenticios malos que aprendí desde
que era niño, como le pasa a la mayoría de las personas que quie-

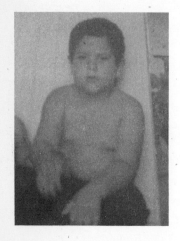

ren bajar de peso. Por ejemplo, antes de
acostarme siempre comía helado. Ese fue
un hábito tan difícil de romper que hasta
el día de hoy, mi batido de proteína en la
noche lo hago con mucho hielo y me lo
como con una cuchara para que mi cuerpo
piense que es helado. ¡Llevo dieciocho
años haciendo esto!

Mi desayuno consistía de huevos fritos
cocinados en mucho aceite con tocino y
papas; luego comía pollo y mofongo frito
con carne de cerdo, así que tuve sobrepeso
no solo por la genética, sino por la manera
en que me enseñaron a comer, pues pese a que nací pesando tantas libras, pude haberme "normalizado" si en casa las costumbres
hubiesen sido diferentes, pero no fue así.

No fue hasta que comencé a darme cuenta de lo mucho que me
estaba afectando mi peso, que tomé la decisión de cambiar mi
vida. Pero eso sucedió a medida que iban pasando episodios no
muy agradables y que hoy recuerdo y puedo compartir con ustedes
de una manera jocosa y hasta divertida, pero que en su momento
causaron dolor, baja autoestima y
mucha tristeza.

Una de ellas fue en Puerto Rico
cuando estaba en el jardín de infan-
tes. Tenía cinco años. Llevaron unos
caballos a la escuela para que los
niños los montáramos, recuerdo que
eran pequeños ponis. Obviamente,
todos estábamos enloquecidos por
subirnos a los animales, pero cuando
llegó mi turno, el profesor dijo enfrente de todos: "Que ese gordito no

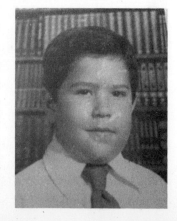

se suba porque le va a romper la espalda al caballo". ¡Ja! Lo que hizo fue romperme el corazón y dejarme con las ganas de romperle la cara al maestro, pero tengo que reconocer que eso fue sumando para que más adelante se produjera el gran cambio... (me siento como Betty la fea). 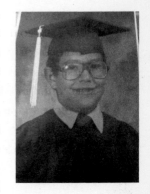 Algo que me enseñaron en la escuela es que la genética podría ser la causa del sobrepeso de una persona, y no discuto que eso sea así. Pero lo que sí puedo asegurar sin temor a equivocarme es que, si bien tú no tienes el control de tu pasado, sí tienes el de tu presente y eso es precisamente lo que quiero que hagas a partir de este momento. No te quedes sentado sin hacer nada porque todos tus problemas nutricionales vienen del pasado y como "vengo de una familia con sobrepeso, no vale la pena esforzarme, pues eso no lo cambia nadie". Te tengo noticias: ¡eso lo cambiarás tú! Y precisamente en los próximos capítulos veremos cómo hacerlo.

Siempre he sido muy bueno para las matemáticas, y es irónico, pues cuando joven nunca aprendí el resultado de la siguiente operación: huevos fritos al desayuno + mofongo con carne frita al almuerzo + pollo frito con arroz con gandules y tostones a la cena = ¡OBESIDAD!

Lo que me hizo cambiar

De todas formas, gracias a mi talento para las matemáticas, gané medallas de alto honor en la escuela, así que estudié Ingeniería, lo que me permitió trabajar en una compañía de muebles de aluminio en Miami. Comencé de asistente de ingeniero y terminé siendo el ingeniero de la compañía con solo veintiún años; estar tantas horas en una empresa haciendo "trabajos de oficina" me hizo reaccionar y seguir en la búsqueda de lo que hoy hago y que es mi mayor satisfacción.

Resulta que por esos días, una vez salimos a patinar, me quité la camisa y Julián, uno de mis amigos, me dijo: "Oye, José, ponte la camisa de nuevo, ¡ve qué gordo estás!". Me dio tanta bronca su comentario, pero he de reconocer que tenía razón. Mi cuerpo era amorfo, todo estaba al revés: tenía la barriga muy grande y salida y el pecho hundido. Me sentí tan mal que mi amigo lo notó, y me dijo después: "No te preocupes, estoy yendo a un gimnasio, yo te pago el primer mes". Así de gordo estaría para que mi amigo se ofreciera a pagarme el gimnasio.

Le tomé la palabra. Recuerdo que llegué al gimnasio con la idea clara de que lo del entrenamiento y yo iba a ser un "romance" de muy corta duración, pues así me lo había advertido mi amigo Julián, quien me aseguró que todos llegaban muy entusiasmados el primer mes pero después cuando llegaban al segundo... ¡pero no fue así! Me di cuenta de que cada día esto me gustaba y lo disfrutaba más. Y para mi gran sorpresa, ¿saben quién resultó ser el "desertor"? ¡Sí, mi amigo Julián! Pero gracias a él, mi problema más grande ya no era quitarme la camisa.

Fue tanto mi entusiasmo que me preparé y me certifiqué como entrenador (con la National Strength and Conditioning Association y con la International Sports Sciences Association) y como nutricionista (con la International Fitness Association). Dos años más tarde yo era el dueño de la compañía de entrenadores en ese gimnasio. Pero cuando empecé a estudiar, lo hice para ver si podía tener buenos resultados conmigo. Si lo lograba, entonces podría entrenar y ayudar a los otros que en ese momento eran como yo.

En aquel momento fui yo el protagonista de ese cambio, pero ahora como entrenador personal y nutricionista he tenido el privilegio de ser testigo de historias impactantes en otras personas; ahora mismo recuerdo mi primera clienta en quien pude observar un cambio dramático. Era una señora de cincuenta y ocho años que tardaba mucho en entrar por la puerta del gimnasio porque tenía artritis y diabetes y sus movimientos eran muy lentos. Prácticamente no podía hacer nada en casa, ni siquiera soñar con hacerse cargo de su jardín, que tanto le gustaba. Le diseñé su régimen alimenticio basado en lo que necesitaba, empezó a hacer ejercicio con gran disciplina ¡y perdió 40 libras en solo unos meses! Recuerdo que ella estaba tomando un montón de pastillas cuando vino a verme; se las había recetado su médico para controlar el azúcar y el colesterol, y para el dolor de huesos. Después de seguir la dieta y de no faltar al gimnasio, además de ver el milagro en su cuerpo, su mismo médico le retiró los medicamentos porque simplemente ya no los necesitaba. Pero este es apenas el comienzo de un montón de testimonios que te contaré y que me llena de emoción poder compartir contigo; sé que serán tan inspiradores como lo son para mí.

Mi cambio alcanzó otro nivel

Pero los retos no pararon ahí. En 2000 llegó un punto en el que quise probarle a varias personas que estaban en esto que podía llegar a competir en pruebas de fisicoculturismo sin recurrir a las drogas, como lo hacen muchos.

Como no conocía el ambiente, me informé y averigüé que había dos tipos de competencia: aquellas en las que te descalifican si usas algún tipo de esteroide o droga prohibidos, y otras en las cuales puedes consumir de todo para que tus músculos crezcan. Ni se imaginan los cuerpos exagerados que se ven en la segunda categoría durante las competencias.

Para mí, si podía llegar a lucir de manera similar a una persona que usa drogas para desarrollar su cuerpo, ya habría ganado sin necesidad de llevarme el primer lugar de la competencia. Cual sería mi sorpresa (y seguro que la de los demás competidores) que obtuve el primer lugar en el concurso Diamond Classic.

Para aquellos que no lo conocen, en este certamen se supone que empiezas en el primer nivel (que es el de principiante) y de ahí vas subiendo hasta el quinto, ¡y yo gané el quinto nivel en mi primer intento! Así que esa fue mi prueba inicial para ver cómo eran las competencias. Decliné competir para la siguiente categoría porque mi objetivo ya estaba cumplido.

Recuerdo que antes de eso yo llegué a pesar 212 libras, ¡y bajé a 151 en solo doce semanas! Aunque mis resultados fueron espectaculares, admito que me entrené de más porque era la primer vez que lo hacía. Pero finalmente, lo había logrado: vi los resultados en mi cuerpo gracias a la dedicación y al esfuerzo. Sí, "dedicación y esfuerzo", ¡y mucho! Hasta de recordarlo me da mareo, pero les voy a contar con lujo de detalles lo que tuve que hacer para prepararme, y aquellos que dicen que no pueden alimentarse bien por "no tener tiempo" me dirán si aquí el asunto es falta de tiempo o de ganas.

Me levantaba a las 4 a.m. para preparar toda la comida que iba a consumir en el día, pues a las 5:30 a.m. ya estaba haciendo mi primera hora de ejercicio cardiovascular (habrá algunos que ya tendrán sueño de solo imaginarlo, ¿verdad?). Desde las 6:30 a.m. hasta las 9:30 a.m. tenía que entrenar a mis clientes para luego entrenar de nuevo yo hasta las 11:00 a.m. (ahora con pesas), pues a esa hora llegaba "Big Andre" quien era el encargado de enseñarme a posar en la competencia (sí, claro, es que la cosa era con pose y todo, pero ¿qué creías?). Para las damas que siguieron *Sex and the City* les digo que este Mr. Big no era ni la sombra del de Carrie, excepto por lo de "big". Y es que Big Andre es un hombre con una musculatura increíble, pero muy poco romántico y no tiene un chofer que lo lleva por todo Nueva York. Big Andre es mi mentor, un entrenador personal que ha ganado incontables competencias de fisicoculturismo, y actualmente es quien les enseña la rutina a los competidores en esta disciplina para que hagan sus poses en la tarima.

Ya a las 12 p.m. venía el ensayo de la rutina, que consistía en una coreografía en la que movía los músculos al ritmo de la música (¡no me digas que lo estás intentando ahora mismo mientras lees!). Terminando mi momento "John Travolta" ya era hora de regresar al trabajo y seguir entonces entrenando a mis clientes hasta las 8 p.m., para luego hacer una hora más de ejercicio cardiovascular hasta las 9:30 p.m. Sí, este era un día "normal" en mi vida durante catorce semanas. El final ya lo saben pero tengo que mencionar que hubo varios desmayos mientras pintaban mi cuerpo con protán (es un producto especial que usan en estas competencias para que ayude a destacar tus músculos y no se opaquen con las luces). ¡Ah! Pero no creas que los desmayos eran porque el producto tenía mal olor o algo así, sino porque el cansancio se apoderó de mí, la presión, el stress, el miedo, los nervios, ¿sigo? Okey: la tristeza tan grande que sentí cuando en una de las pruebas previas bajé bien emocionado a buscar a mi gente entre el público para ver si habían ido a apoyarme pero, qué va, en ese momento, no sé si fue por los nervios, pero no vi a nadie. Fue ahí que descubrí cómo se siente el llanero… ¡solitario! (qué dramático). Los ánimos volvieron a mí cuando, una hora después, llamaron mi nombre para salir al escenario y pude escuchar las porras y los gritos (con todo tipo de malas palabras) de mis mejores amigos y algunos clientes que no podían perderse el resultado final de tanto esfuerzo, pues cada uno de ellos tuvo que soportar un pedacito de mi mal humor, cansancio, desesperación por comer algo "normal" y más. Fue tanto lo que exageré entrenando que algunas personas llegaron a pensar que estaba enfermo, y no se equivocaban. Estaba enfermándome, pero de la cabeza, a tal punto que me sentaba en una pizzería que estaba al lado del gimnasio solamente para disfrutar del olor. ¿Qué tal? Ah, hablando de "olor", ¿recuerdas la pintura (protán) que te mencioné? Pues bien, el evento fue un sábado, y para obtener mejores resultados con la apariencia yo comencé el proceso de pintarme desde el miércoles. Sí, yo sé, ¡qué asco!

Una vez que comencé a entrenar gente por los resultados que logré en mí, ya no lo dejé. Me sentía tan bien con mi figura, pero sobre todo con mi salud y con la satisfacción de ayudar a las personas que lo necesitaban, que decidí que esa era la forma en la que quería vivir.

Mi inicio en los medios

Afortunadamente, después de ver los resultados de mis primeros clientes, muchos otros empezaron a llegar, incluso muchas clínicas para perder peso me mandaron a sus pacientes. Total que mi número de clientes sobrepasó mis límites de horario. Eso me hizo preguntarme cuántas personas podía entrenar al día. Como el día tiene solo 24 horas (igual que el de Jack Bauer), me di cuenta de que si quería ayudar a más gente tenía que hacerlo de una manera que sobrepasara las fronteras del gimnasio en el que trabajaba, y la única solución eran los medios de comunicación.

El primer medio para el que trabajé fue *Men's Health en Español*. Recuerdo que empezamos haciendo un artículo de ejercicios con bandas, ¡pero yo salía de modelo! La muchacha que coordinó la sesión y el mismo fotógrafo me pidieron que los entrenara, y así lo hice. A raíz de eso Juan Antonio Sempere, en ese entonces editor de la revista, me ofreció hacer la columna "Pregúntale al entrenador" en la que yo le resolvía sus dudas de entrenamiento a los lectores de la revista, que llegaba a toda Hispanoamérica.

La columna en *Men's Health* me ayudó a abrirme las puertas en Fisher Island, en Miami. ¡Me fue tan bien que me convertí en el entrenador en la isla! Casi al mismo tiempo me buscaron de la revista *Prevention en Español* para colaborar con ellos. Estas tres "cartotas" de presentación, me dieron la oportunidad de tener un segmento de nutrición dos veces a la semana en el programa de televisión *Despierta América* de Univision, que se transmite a todo Estados Unidos. Dicho segmento ("Salvando Vidas") actualmente sigue al aire y afortunadamente ha tenido muy buena respuesta. De igual manera me invitaron a participar en el programa *Tardes Calientes* de Univision Radio que se transmite en Miami. Estos espacios me dieron la oportunidad de llegarle a toda la gente que quería: la que necesitaba de un entrenador que le resolviera las dudas para bajar de peso y lograr la figura que deseaba.

Después de eso llegaron otras oportunidades como *Nuestra Belleza Latina*, uno de los programas especiales más importantes de Univision en el cual ya he estado participando como entrenador y nutricionista por tres años consecutivos. A raíz de esto comencé a grabar unas cápsulas semanales para *Primer Impacto* en las que en un minuto doy un consejo a los televidentes para vivir más y mejor.

Debo mencionar que cuando apareció la primera temporada de *Nuestra Belleza Latina*, inmediatamente quise participar en ese show, ya que siempre le vi muchísimo potencial, especialmente para lo que yo hago, así que me di a la tarea de buscar la manera de integrarme al show y lo primero que hice fue hablar con mi buen amigo Oscar Petit para que me orientara hacia quién o quiénes eran las personas indicadas con las cuales debía entrevistarme.

Oscar es y siempre ha sido un muy buen amigo, y a él le debo muchas de las oportunidades que tuve inicialmente en la televisión. Así que sabía que él iba a mover cielo y tierra para contactarme con la persona indicada, y así lo hizo. Gracias a él ya había tenido mi entrada a *Despierta América* desde hacía varios años, junto a Jackie Guerrido, quien era precisamente la encargada de un segmento de ejercicios llamado "En forma con Jackie". Luego ella se fue a vivir a Nueva Jersey y el segmento lo seguí haciendo yo bajo el nombre "Despierta en forma", segmento que me abrió muchas puertas y que hasta el día de hoy continúo haciendo en *Despierta América*, pero ya no tan enfocado en ejercicios sino en nutrición (con este show matutino he estado por más de ocho años).

Fue así entonces que comencé la segunda temporada de *Nuestra Belleza Latina*, y el primer golpe fue bien duro ya que hubo que tomarle el porcentaje de grasa a más de setenta participantes que llegaban a Miami para disputar la corona; creí que el día jamás se acabaría, pero en ningún momento me arrepentí de semejante reto, ya que poco a poco iba viendo el cambio de las participantes y esa era una de las mayores satisfacciones.

Recuerdo que en la tercera temporada hubo una chica de nombre Maribel de Santiago, a la que nadie le apostaba un peso por su cambio, pues no tenía las características típicas de las demás participantes. Ella alcanzó a estar en la mansión y su personalidad se ganó el voto del público semana a semana hasta que lamentablemente fue eliminada, pero se fue convertida en otra mujer.

Maribel llegó al concurso con un porcentaje altísimo de grasa, y cuando se fue, no solo cambió la historia del concurso, sino que les abrió la puerta y les despertó la ilusión a miles de jóvenes que desde sus casas siguieron domingo a domingo el cambio de esta chica, demostrándoles que querer es poder; Maribel lo hizo y cualquiera que se lo proponga puede hacerlo también.

Vale la pena mencionar que en el programa de radio *Tardes Calientes* de Univision en Miami hicimos el primer *reality show* que se haya hecho en un programa de radio para perder peso, llamado "Rebajando por un sueño", en el cual tuvimos a cinco participantes que cambiaron su manera de comer y sus hábitos —algunas de ellas hicieron ejercicio por primera vez en sus vidas. ¡Qué buen concurso fue ese! Pues más que una competencia fue un acto inspirador, motivador, los miles de oyentes se involucraron emocionalmente con estas mujeres que, apoyadas por sus familias, no solo cambiaron sus vidas sino la mía… y eso es lo que me da la fuerza para seguir haciendo cosas nuevas. Asi ocurrió también con *Perdiendo para ganar* que fue precisamente el *reality* inspirado en "Rebajando por un sueño", pero en esta ocasión las participantes eran dos, y lo hicimos en la televisión en el programa *Primer Impacto*. No fue tanto una competencia, sino más bien un seguimiento a estas dos chicas que en varias semanas aprendieron a comer, comenzaron a ejercitarse y después de casi tres meses perdieron 47 libras de grasa entre las dos (Rebeca perdió 26 y Belén 21) y ganaron músculo (aproximadamente 33 libras entre las dos). Se veían radiantes, cambiaron su manera de vestir y además contaron con la suerte de que el estilista Leonardo Rocco les hiciera un cambio de look que las hizo verse y sentirse aún más bellas de lo que ya eran. ¿Entiendes ahora por qué esta pasión tan grande de enseñar a la gente a que se cuide, a que se quiera, es cada vez mayor? Y lo mejor de todo es que a medida que pasan los años voy recibiendo más oportunidades para extender el mensaje, ese mismo que quiero compartir contigo.

Actualmente colaboro con el *Desayuno Musical* también de Univision Radio donde cada dos semanas llevo temas de nutrición y ejercicios al programa más escuchado de la radio en el sur de la Florida. Gracias a todo esto se han abierto otras puertas también en Univision Radio (Radio Cadena Nacional) donde llevo un par de años haciendo el programa *Sanísimo* a nivel nacional, el cual me ha dado infinidad de satisfacciones, pues me he encontrado con testimonios de personas que solo con escuchar la radio y seguir mis consejos en las diferentes redes sociales han podido cambiar sus hábitos alimenticios y lograr sus objetivos. Para citar un ejemplo, hubo una mujer de treinta y ocho años que logró perder más de 70 libras en cuatro meses en un concurso que se hizo llamado "El reto de los 45 días de Vita Source".

De este y otros cambios significativos les hablaré más adelante y además compartiré algunas fotos de las transformaciones más impactantes gracias a la radio y a las redes sociales. A propósito de esto, siempre fui muy escéptico de tener Facebook, y Twitter jamás me gustó, ya que la mayoría de las personas los tenían para compartir sus vidas privadas y buscar ex compañeros de colegio (cosa que respeto muchísimo, pero no es lo mío).

Sin embargo, y gracias a la manera en que han cambiado las comunicaciones y a la insistencia de varias personas, entre ellas la publicista Maina Nevarez, tuve que cambiar de opinión y abrí mi cuenta de Twitter. Por supuesto después de eso vino el Facebook y poco a poco ha ido creciendo la cantidad de personas que no solo me siguen por ahí sino que han transformado sus cuerpos gracias a esos medios.

Ya había tenido una experiencia parecida cuando me convertí en forista de Univision.com, donde era la persona con la que más personas compartían sus experiencias. Llegamos a alcanzar un total de cincuenta mil miembros y seguíamos creciendo pero, honestamente, perdí un poco mi concentración cuando me convertí en un "twitero" activo. Aún recuerdo el primer día que escribí un tweet, ¡qué miedo el que sentí! Uno no sabe si lo van a seguir o no, no sabe qué es lo que se debe escribir y lo que no, ¡y sobre todo yo que jamás había sido un fanático de este tipo de cosas!

Por fortuna, y gracias a las buenas relaciones que he tenido siempre con mis clientes que son parte del mundo del espectáculo, ellos comenzaron a ayudarme, a recomendarme, a hacer el famosos FF# @entrenadorjose y por supuesto no podía faltar la foto de ellos entrenando, sacándoles el jugo (cosa que me encanta hacer), pero siempre con su consentimiento; los que entrenan conmigo saben lo respetuoso que soy de la privacidad de mis clientes (famosos o no).

Pero debo reconocer que a las personas les encanta ver a sus artistas favoritos en poses normales, comunes y corrientes, sudando, corriendo, en ropa de ejercicio; ¡en fin! Así que poco a poco he ganado buena cantidad de seguidores. Cuando veo el interés que ponen en las noticias de nutrición que día a día subo a la red, eso me motiva para ayudar cada día a más personas,

Las fotos de las transformaciones son algo que la gente disfruta muchísimo, especialmente cuando ven que son personas comunes, gente que trabaja en una oficina ocho horas, o en una fábrica, o manejando un taxi o un camión, y cuando digo "comunes" me refiero a que no son Jennifer Lopez que anda con su entrenador personal en todos sus viajes, y que paga noventa dólares diarios para que le preparen la comida y así mantener esa envidiable figura. ¡No, aquí no! Aquí está la gente que tiene que levantarse muy temprano en la mañana o acostarse muy tarde en la noche preparando las comidas del día siguiente para poder cumplir su meta de llegar a su peso ideal.

Qué alegría más grande ver cómo, gracias al programa de radio *Sanísimo*, ahora mismo en Twitter tengo casi treinta mil seguidores que, nutriéndose de toda la información y de los diferentes testimonios, se sienten motivados a hacer realidad su sueño.

Hay oyentes y seguidores que han perdido hasta 100 libras de grasa solamente siguiendo las recomendaciones por estas redes sociales y por la radio, sin nunca antes haberse entrevistado conmigo, sin tener un entrenador personal todos los días a su lado ni la cocinera de JLo. ¡Qué va, si con esos noventa dólares diarios se hace comida pa' toda una semana en mi casa!

Una de las anécdotas que recuerdo y que me ha impactado fue uno de mis primeros viajes a Nueva York para transmitir *Sanísimo* desde radio Wado en esa ciudad. Yo les avisé a los oyentes que iba a estar al frente del Apple store, y que si ellos querían, allí podíamos encontrarnos al día siguiente.

Cuando llegué creí que iba a haber esperándome dos o tres personas, pero cuál sería mi sorpresa al ver la cantidad de gente que llegó para saludarme y darme sus testimonios de los cambios que habían hecho con sus vidas. Incluso la policía vino a pedirnos que por favor nos moviéramos para el lado del Central Park porque ya el tumulto se hacía cada vez mayor.

Claro que nos movimos, pero no sin antes encontrarme con uno de los más emotivos testimonios que venía de parte de un chico muy joven que cuando me dio su mano me dijo: "Gracias por salvarme la vida". Resulta que este joven había perdido más de 100 libras escuchándome en la radio y las lágrimas en sus ojos me reconfirmaban lo importante que era lo que estábamos haciendo.

En otra oportunidad llegué a un establecimiento nocturno en Miami para encontrarme con amigos. Esa noche había una banda tocando en vivo, y dos de las personas con las que me encontraba son parte del mundo del espectáculo. Cuando el vocalista de la banda se bajó del escenario y vino caminando hacia nosotros con una clara emoción en su cara, yo creí que venía a saludar a uno de mis amigos, pero para mi gran sorpresa me dijo que escuchaba mi programa todos los días, que me seguía y que gracias a mis consejos ya había perdido 60 libras y que aún le faltaba más. Me contó además que en un trabajo como el que él hacía era muy difícil mantenerse en forma ya que los horarios son muy complicados, no hay facilidad para comer saludablemente, pues en aquel sitio las comidas que sirven son las famosas picadas colombianas con chicharrón, chorizo, papa frita, platanito maduro y unas tajaditas de tomate como para adornar el plato, ya que la mayoría de las veces eso es lo único que la gente no se come. En fin, los que trabajan en estos establecimientos nocturnos saben que el licor abunda y que no es muy fácil que en la barra te vendan "un batido de proteína en las rocas".

Meses después vino al gimnasio a través de un amigo en común que es promotor musical. Ahora está lanzando su primera producción, y ya no es más "el gordito de la orquesta" como todos lo llamaban. Qué alegría escucharlo decir esa noche: "Me salvaste mi trabajo".

Muchas de esas imágenes, cuando yo mismo las veo en mi página de Facebook, me impresionan y a veces no puedo creer que con el hecho de escucharme y de poner en práctica lo que enseño, las personas puedan cambiar tanto sus vidas.

Con un respeto infinito por cada una de las personas que me siguen en Twitter o que están conmigo en Facebook hice una petición a aquellos que quisieran contar su historia o publicar su foto. De antemano agradezco a todos los que respondieron a este llamado y con plena seguridad serán la inspiración y/o motivación para que muchas de las personas que en este momento leen este libro tomen la decisión y re-eduquen sus hábitos.

Millie Cacer

¡Esta es mi historia! Tengo veintiocho años y a los veintiséis pasé por una depresión que me hizo descuidarme y así empecé a comer descontroladamente, ¡y subi a 165 libras! Tener ese peso a mi edad y con mi estatura no era saludable. Por medio de *Despierta América* empecé a ver tus segmentos de salud y en septiembre de 2010 implementé cambios en mi dieta: empecé a comer comida más saludable como vegetales y granos enteros, eliminé las sodas, y los ejercicios y levantamiento de pesas fueron fundamentales en mi pérdida de peso. Después de dos años de alimentación sana y ejercicio he perdido 45 libras ¡y me he mantenido en 120 libras! Todo esto me ha enseñado a vivir de manera saludable y sobre todo aprendí que no hay dieta que funcione, simplemente hay cambios que se hacen permanentes, ¡y se quedan!

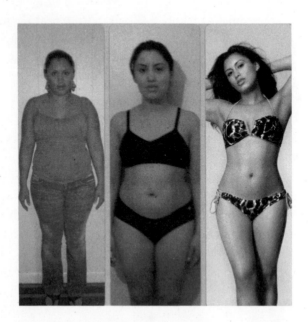

TESTIMONIO

Rosa Cruz

Inicié mi buena alimentación con *Sanísimo* el 24 de febrero de 2011 con el peso de 186,7 libras. Los primeros tres días fueron los más difíciles para mí. Pensé darme por vencida, pero gracias a Dios y al apoyo de la Familia Sanísimo me quedé bien subidita en la guagua. Así que hoy ya peso 135 libras. Estoy súper contenta. Le doy gracias a Dios por darme la fuerza de voluntad para seguir adelante. Quiero también agradecer a nuestro entrenador José Fernández por todos sus Consejos y Nutriciones, a la Familia Sanísimo por el apoyo que me brindó a mi inicio de las trasformaciones y en especial a Sergio Juan Papatolios. Los invito a que se unan a las trasformaciones recomendadas por el entrenador José Fernández. ¿Quién dijo que no se puede? Claro que SÍ SE PUEDE y voy por más.

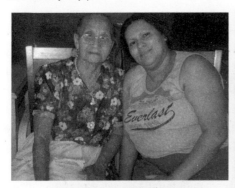
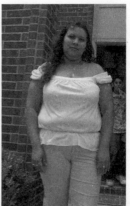
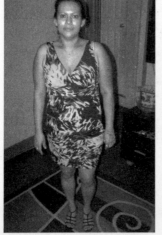
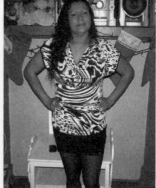

Yenni Hernández

José, yo estoy muy orgullosa de mi transformación, pero sobre todo agradecida a Dios y a ti que me diste las herramientas para lograrlo. Mi historia es la siguiente. En el año 2011 tuve la oportunidad de asistir a un encuentro de belleza de *People en Español*, en la ciudad de Nueva York. Para ese momento yo tenía un sobrepeso excesivo: con una estatura de 5 pies y 3 pulgadas pesaba 262 libras y usaba un talle 16.

Cuando tocó tu turno de exponer, me llamó mucho la atención todo lo que dijiste y tomé notas. Me sorprendió sobremanera saber que si yo no desayunaba era una de las causas que me hacían engordar. Para esa ocasión mis ataques de asma eran severos y no podía caminar y hablar por teléfono al mismo tiempo. Los dolores en mis rodillas eran espantosos, y no podía ni siquiera subir unas escaleras. Con estos problemas de salud decidí entrar en la computadora a las páginas que nombraste y empecé a seguir tus transformaciones e incluso participé en el reto de 45 días que hiciste de Vita Source. En esa ocasión perdí 27 libras. En conclusión, al día de hoy estoy feliz pues pasé de una talla 16 a una talla 8 y aún continúo en mi lucha por seguir y llegar a mi peso ideal. Que Dios te bendiga y te permita seguir salvando vidas. Estoy esperando tu libro con ansias para comprarlo y ojalá vuelvas el próximo año al encuentro de *People en Español* para tomarme otra foto para así seguir con mi colección de fotos contigo. lmaooo. Bendiciones y aunque mi historia no sea escogida lo importante es que me atreví a hacértela llegar y de un modo u otro agradecer todo lo que has hecho por mí.

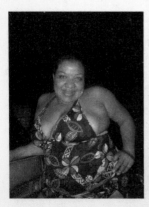
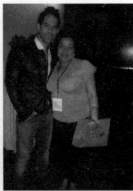
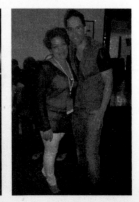

Yani Rocafort

La obesidad ha sido mi mayor atadura toda la vida. En treinta y ocho años he tratado innumerables dietas con resultados temporales. Después de haber bajado, fácilmente recuperaba mi peso anterior y aún más pues lo había hecho sin la ayuda de un profesional que me enseñara la clave de mantenerse en el peso ideal, el cambio de estilo de vida y la alimentación.

En el año 2005 escuché a José Fernández en una entrevista en la televisión. Lo llamé y él muy amable me atendió pero al final nada hice por mí. El tiempo pasó y llegué a pesar 340 libras. Una noche de fin del mes de febrero de este año, 2012, escuché un anuncio: "No se pierdan a su entrenador José Fernández mañana en *Despierta América*. Estará compartiendo con ustedes su dieta de sopa". Hice por primera vez la dieta de la sopa por treinta días; comencé la primera semana de marzo. Yo no sabía que José estaba en la radio y un día al salir del trabajo en un horario que no era usual para mí sintonicé la radio y para mi sorpresa estaba *Sanísimo* al aire. Y estoy segura de que no fue por casualidad. Simplemente era el día en que cambiaría mi vida; José dijo una frase que no olvido: "Mi gente, ¿por qué esperar a mañana? Hoy es el día". Yo dije: "Estoy en el camino indicado"; me faltaba una semana para terminar la dieta de la sopa. Y de inmediato llamé a Vita Source y ordené mi paquete para el comienzo de dos semanas de transformación. Las palabras de José marcaron mi mente cuando recordaba: "Mi gente, quince días que cambiarán su vida para siempre". Sus palabras dieron alas a mis sueños en mi anhelo por un día llegar a mi peso. Yo nunca he estado en toda mi vida en mi peso correcto para mi estatura. Así que este nuevo comienzo para mí era la esperanza de experimentar una vida sana por medio de la alimentación.

En pocas palabras, quisiera expresar el inmenso agradecimiento a José y a todo su equipo que a diario nos ayudan como un grupo de angelitos en nuestras vidas... [En] Facebook [y] Sanísimo, somos todos, como bien él dice, una familia que para mí ha cambiado mi vida entera con la ilusión de que algo nuevo voy a aprender, ya sea de José como de los "sanísimos" que comparten sus testimonios y que tanto lo alientan a uno a seguir enfocado en la meta. Recuerdo la primera vez que entré a dar un "like" a la página de Facebook Entrenador José Fernández; jamás olvidaré mis palabras al escribirle a José. Fueron tan negativas que aún no las he podido olvidar: "José, me encantaría llegar a ser 'sanísima', pero me falta voluntad; Dios permita y un día me llene de ánimo y fuerzas para poder lograr lo que quiero para mi vida". Bendito Dios, no me rendí; todos los días decía: "Dios hoy pude, mañana podré".

Hoy es ya septiembre de 2012, han pasado seis meses y me lleno de emoción y alegría ya que puedo decirles que he perdido 100 libras. Tengo el peso de hace doce años y medio atrás; por primera vez puedo jugar con mis niños en el piso, hacer algo tan simple como abrocharse los zapatos, eso lo puedo hacer hoy pero por muchos años no pude... Esto hoy ya no es un sueño sino una realidad, y sé que me falta para llegar al final de la meta, pero me siento muy orgullosa con lo alcanzado y súper feliz de contar con José como guía y apoyo. Con su profesionalismo y dedicación nos bendice a todos aquellos que, como yo, anhelan una vida saludable. ¡SÍ SE PUEDE! No encuentro suficientes palabras para decirte gracias José, de todo corazón. ¡Dios te bendiga!

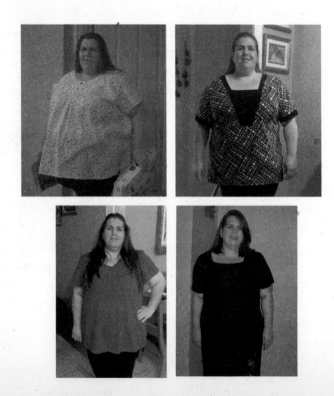

Liliana Lily

Yo inicié este cambio el 22 de febrero de 2011. Me caí muchas veces de la guagua pero jamás perdí la fe en este estilo de vida. No me permití desfallecer cuando veía y escuchaba que otras personas bajaban más rápido de peso que yo, y aquí estoy, con 52 libras menos, con una nueva mujer que salió a la luz porque pude rescatarla de ese adormecimiento en que se encontraba, sintiéndose perdida en medio de todas esas libras de grasa que la atrapaban. Si yo pude, ustedes que aún no empiezan también pueden, no hay excusas, es cuestión de hacerlo y querer alcanzar el objetivo. Me requirió fuerza de voluntad y organización, esfuerzo para prepararme las comidas cada noche para llevarlas todas conmigo al siguiente día, y el apoyo invaluable de *Sanísimo*. Gracias a José Fernández por enseñarnos. Bendiciones por millones.

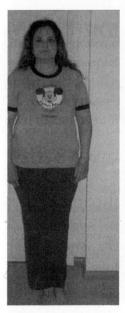 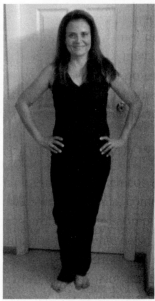

Jazmín Collado

Hola José F. Gracias, pero muchas gracias por toda tu ayuda. Poco a poco lo estoy logrando. De talla 16 ahora estoy en 12, estoy feliz y sigo para adelante por todas las que me faltan.

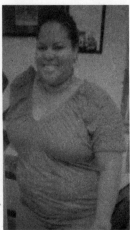

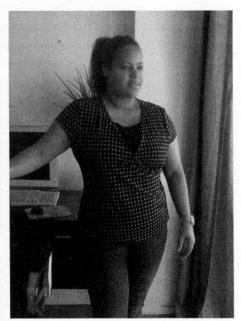

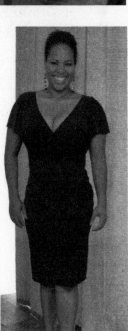

Elizabeth Alonso

Soy Elizabeth Alonso y hace un año y siete meses mi vida era diferente. Sufría de latidos irregulares hasta que una hermana me habló de tu programa y de ahí mi vida cambió. Tu y ella son mis ángeles de la salud. Le agradezco porque por ti volví a sentirme con energía. Empecé en febrero 14, 2010 con 180 libras y ahora mi peso es de 125. ¡Mil gracias por salvar mi vida y la de tanta gente a cambio de nada!

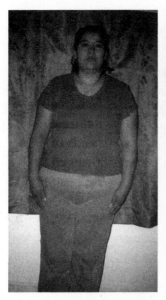
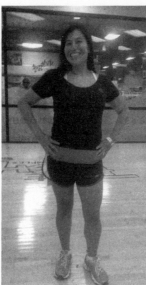
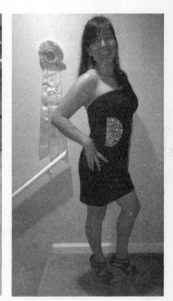

Marietta Scott

Mi historia es la siguiente. Empecé en noviembre de 2010 con más de 226 libras, un diagnóstico de diabetes hereditaria y todas las complicaciones que esto trae. Decidí creer a quien por experiencia sabía cuál era mi problema, JOSÉ FERNÁNDEZ, y a los treinta días ya tenía resultados. No solo había bajado más de 20 libras, sino que ya me sentía diferente. ¡ERA OTRA PERSONA! A los cuatro meses y con 50 libras menos, el médico me dijo que todos mis valores eran normales. Incluso mi diabetes hereditaria ya estaba bajo control y a los seis meses ya no existía. Todo esto solo cambiando mi forma de comer y ejercitándome con regularidad. Aprendí que mi nutrición es lo que determina un 90% lo que SOY. Porque hoy, casi dos años después... y con más de 75 libras perdidas SOY un ejemplo de que ¡NO ES DEJAR DE COMER SINO APRENDER A COMER! Esta fue la clave para trazar mis metas, con DECISIÓN, ORGANIZACIÓN, OBEDECIENDO AL MAESTRO, PERSEVERANDO Y SIN EXCUSAS. Así fue que encontré EL ÉXITO.

Si puedes ve esto por favor. Es un video que hicieron de mi transformación mi esposo e hijos, www.youtube.com/watch?v=jVKmpZrIHKQ.

Gracias de todo corazón, en nombre de todos los que como YO siempre han querido bajar de peso y ahora con tu libro conocerán nuestro ¡ESTILO DE VIDA! ¡GRACIAS! DIOS TE BENDIGA JOSÉ FERNÁNDEZ, Y A TODOS LOS QUE HACEN ESTO POSIBLE.

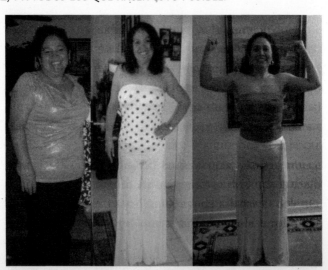

Como ves, todo se trata de ponerle muchas ganas, de fijarse un propósito. No hay necesidad de ir a un gimnasio y mucho menos pasarse allí dos horas diarias para lograr el objetivo; si de verdad quieres ese cambio, tú puedes lograrlo. ¡Comienza hoy!

Y si hablamos de lograrlo, no crean que mis retos han sido únicamente a nivel de nutrición y ejercicio. Debo decir que mi español no ha sido algo que domino tanto como las pesas y los batidos de proteína, pero siempre me esfuerzo mucho por conseguir todo aquello que le hace bien a mi carrera. Es por eso que desde que comencé a incursionar en los medios de comunicación sabía que mi expresión verbal y corporal tenía que mejorar.

Por eso fue una sorpresa para mí y para los que me conocen cuando recibí una llamada de Univision Radio en la que me pedían si podía ser parte de un programa de radio de nutrición. Mi primera reacción fue hablar con Javier Romero y Paula Arcila del *Desayuno Musical* para preguntarles si no tenían problema con que, además de estar en su programa, participara en otro. Aunque también era parte de la familia Univision, no quería que representara un conflicto de intereses. Por supuesto ellos no tuvieron ningún reparo en eso, así que accedí a reunirme con la directora de programación de radio Cadena Univision (así se llamaba en aquel momento) y fue allí que me explicaron de qué se trataba.

Resulta que ellos no me querían para hacer un segmento ni nada por el estilo; ellos necesitaban que yo fuera el conductor de un programa de radio especializado en nutrición ¡de una hora diaria! No sabía si reírme, levantarme de la silla, preguntarles dónde estaba la cámara escondida para la broma o qué. ¿Yo? ¿Una hora diaria en vivo hablando de nutrición en un show a nivel nacional?

La verdad es que no les di una respuesta inmediatamente pues tenía que consultarlo con varias personas y especialmente con mi almohada, ya que aunque era una oferta que quizás cualquier persona ni siquiera la hubiese puesto en duda, para mí era un reto más que grande tratándose de uno de mis más grandes debilidades: el idioma.

La primera que me "bajó de la guagua" fue mi novia, ya que ella conocía perfectamente mi problemita. Siempre me ayudaba muchísimo a corregir cada cosa que no estaba bien dicha y, como si fuera poco, ella ha trabajado en radio toda la vida. Así que su primera reacción fue decirme que a menos que estuviera yo acompañado al aire por un verdadero "comunicador" y un productor que preparara mi show todos los días, no me aconsejaba que corriera tal riesgo, que hacer radio no es tarea fácil y mucho menos un programa que fuera especializado en un tema como la nutrición.

Honestamente en aquel momento dos cosas pasaron por mi mente, dos cosas muy contradictorias: por un lado me sentí, como dije anteriormente, que me bajó de la guagua, o sea, que me bajó totalmente la esperanza de poder lograrlo, pero al mismo tiempo me llenó de fuerza para demostrarle y demostrarme que si me lo proponía, lo podía lograr, y así lo hice.

Seguí sus recomendaciones y me las aceptaron. Durante mis primeros programas estuve acompañado por Sergio Papatolios, quien era el encargado de dirigir y conducir el show y yo como experto en nutrición contestaba todas las dudas de los oyentes. Debo decir que mi novia se portó a la altura, estuvo conmigo en el primer show dándome todo su apoyo y diariamente me escuchaba y tomaba nota de las cosas que debía mejorar. De esa manera, poco a poco fui avanzando y cambiando muchas cosas que necesitaba y que aún sigo tratando de perfeccionar.

Habían pasado apenas tres meses cuando al regreso de unas vacaciones me recibieron con la noticia de que a partir de ese mismo día (lunes), yo tenía que estar solo al aire. Ya Sergio no seguiría más al aire conmigo, él seguía por supuesto como productor (y de los buenos).

Pero ahora venía la otra parte: yo no sabía cómo arrancar el show, qué decir, cómo saludar, cómo ir y volver de comerciales. Sin embargo, ahí apareció de nuevo mi novia; me hizo una lista de las cosas que podía usar mientras le agarraba la onda, cosas que por supuesto en su momento me funcionaron de maravillas y fueron mi tabla de salvación, pero con el tiempo fui tomando confianza y lo comencé a hacer con más soltura. Es bien sabido que no soy locutor ni periodista. Soy un entrenador y nutricionista que habla por radio y ayuda a las personas a mejorar su vida a través de un medio maravilloso que me permite dirigirme a miles de oyentes. Pero eso no quiere decir que no intente hacer este trabajo al aire todos los días de la mejor manera posible.

Creo que las satisfacciones que me daba la gente al saber que podía ayudarlos por medio de la radio, al descubrir el poder que tiene la palabra, eso me fue ayudando a moverme como pez en el agua. Nos convertimos, como dije anteriormente, en una familia y eso es lo que me ha liberado del temor que me provocaba pensar que, en lugar de un segmento acompañado por verdaderos profesionales de la comunicación (como había sido hasta ahora), en esta ocasión iba a estar yo solo por una hora hablando por la radio. Pero entonces ya sentía que hablaba para amigos, y gracias a esos oyentes tan buenos, tan pacientes y comprensivos que siempre me aceptaron y respetaron mis debilidades con el idioma, es que pude seguir adelante con el programa.

Aquí pueden darse cuenta de que todos, de una u otra manera, tenemos metas que cumplir, retos que enfrentar, miedos que superar, y yo no soy la excepción.

Hablando de Sergio y el resto de los compañeros con los cuales hicimos un gran equipo, Azul y DJ Bori (Cristián), teníamos una hora de puro entretenimiento; la pasábamos muy bien. Ayudamos a tanta gente, nos hicimos amigos de nuestros oyentes, sus historias eran nuestras, comenzamos a crear segmentos nuevos para darle más movimiento al show y nos convertimos en una familia: la familia de *Sanísimo* con el auspicio de Vita Source. Indirectamente, este anunciante fue el responsable de que yo incursionara de esta manera en la radio, ya que precisamente ellos querían estar patrocinando un programa que tuviera la presencia de un experto en nutrición que después de probar y conocer sus productos hablara de ellos y los recomendara a los oyentes. Y así lo he venido haciendo por años.

Otro de los logros más recientes ha sido mi llegada a *People en Español*. Eso sí que ha sido mi sueño dorado, pues luego de haber colaborado con *Men's Health* siempre quise estar en esa prestigiosa revista. Por dos años le insistí a María Morales (editora ejecutiva de *People en Español*) que quería tener mi columna. No era cosa fácil, pero yo sabía que los lectores llevaban tiempo pidiendo una columna en la que se hablara de nutrición, ejercicios y vida saludable en general, así que el momento no pudo ser mejor. Recuerdo que mi debut en esta revista fue en febrero de 2011 y el tema fue "Un cuerpo sano ahorra plata".

El hecho de estar en esa revista me ha traído muchas satisfacciones, pues he participado ya en dos eventos llamados "Más que belleza", que son unas ferias que la revista organiza anualmente para sus lectoras VIP, en las cuales se invita a algunos de los columnistas para que compartan sus consejos con ellas; por allí han estado Kika Rocha y María Marín, entre otras.

El evento se hace en la ciudad de Nueva York y asisten alrededor de quinientas mujeres que disfrutan durante toda una tarde de charlas que vienen acompañadas de sus respectivos regalitos. Estas reuniones me dejaron una huella muy importante dada la respuesta tan positiva que recibí de ese grupo de lectoras que se mostraban tan felices y agradecidas por la cantidad de temas que esa tarde se tocaron y las dudas que se despejaron en tan corto tiempo.

En el segundo año de este seminario, una mujer me buscó para contarme que desde el primer año de este evento había perdido 80 libras y quiso ir hasta allá nuevamente para compartir esta experiencia con nosotros. Ella por supuesto vive en Nueva York y allí sigue mi programa de radio por la 1280 AM de Radio WADO, y luego de asistir al seminario número uno al que yo fui invitado, se quedó tan enganchada con lo que escuchó que siguió ella solita su rutina y logró esos resultados.

Otra de las experiencias gratificantes de estar con la gente de *People en Español* ha sido la invitación a uno de los más grandes festivales del país que se lleva a cabo en San Antonio, Texas, y es el festival que lleva su mismo nombre.

Un día me llegó un correo electrónico por parte de uno de los directores asociados de la revista invitándome a este festival del que, vale la pena mencionar, yo ignoraba totalmente la grandeza. Jamás imaginé que poco a poco iban a sumarse artistas invitados de la talla de Luis Miguel, Daddy Yankee, Olga Tañón, Siete, Tito el Bambino y otros. Tengo que confesar que cada vez que abría la página www.peopleenespañol.com y veía que anunciaban otro gran artista, mi sentimiento era una mezcla entre orgullo y nervios (más del segundo que del primero), y entonces hice una investigación más profunda acerca de este festival. Supe que por varios años se había hecho en la ciudad de Nueva York bajo el nombre de "Fiesta", pero debido a que en ese lado del país (la costa sur oeste) no había un evento de la revista, entonces quisieron llevarlo para allá y no solamente eso sino que también ampliarlo. Así fue que en lugar de un día, se convirtió en un festival de dos días en los que se estima que asisten unas setenta y cinco mil personas.

Luego de la exposición que me dieron los medios vinieron otros retos profesionales como mi propia línea de ropa deportiva y camisetas, pero de esto te contaré más adelante.

Por ahora, cierro este capítulo con uno de los varios testimonios de mis clientes que he incluido a través del libro, para que te sirvan de inspiración para cambiar tu vida ¡hoy mismo! ¿Qué esperas?

Jackie Guerrido

¡Mis rutinas de ejercicios cambiaron un domingo en la iglesia! Ese día en mi mente quedó grabado: "Vamos a entrenar fuerte"... ¡esas fueron las palabras de José! Y *wow* que lo cumplió, ¡jaja! Mi pastor Bobby

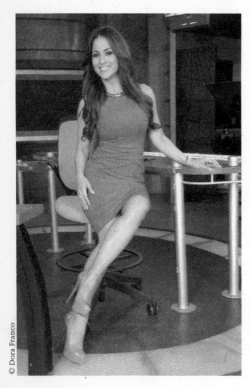

© Dora Franco

Cruz Jr. me lo presentó como un súper entrenador y nutricionista y pude experimentar que no se equivocó. Ese día recuerdo a José como un chico que quería demostrar su buen trabajo y pasión por lo que solo él sabe hacer. Pude ver en él sinceridad, honestidad. Lo más importante para mí cuando de entrenador personal se trata es el respeto, y José era eso, un hombre de respeto. En mis segmentos de ejercicios recuerdo que yo le decía: "Ay, ya, no puedo más", y siempre recibía una de sus miradas con la que yo no tenía más opción que decirle: "Okey, sí puedo".

Su buena energía me llenaba a mí de muchas fuerzas para terminar todas mis rutinas. Físicamente logró de mi una Jackie escultural, a tal punto que la producción de *Despierta América* y yo no tardamos en invitarlo a mi segmento de "En forma con Jackie".

El resto es historia. ¡Hoy día es el entrenador de todas las estrellas de Unvision! ¡Me lo robaron, jaja! Demostró su buen trabajo y el gran ser humano que es, pero su mayor razón por la cual llegó lejos yo la conozco, y es que José siempre puso a Dios primero en todo lo que hacía y yo soy fiel creyente que todo el que pone sus cosas en las manos de Dios termina como José, ¡con éxito! *To the top!* ;)

CAPÍTULO 2

LOS SIETE ERRORES MÁS COMUNES

Cada persona es un mundo y por supuesto tiene su propia historia, pero en los años que llevo ayudando a la gente a bajar de peso me he encontrado con que muchos de ellos se tropiezan con la misma piedra al intentar perder peso.

La razón no es muy complicada de entender, como mencionaba en el capítulo anterior. A muchos nos educaron como gorditos y la mayoría, cuando intenta quitarse esa grasa de más, sigue consejos de amigos, dietas que leen en revistas o recurren a programas "milagrosos" para bajar de peso, que lo único que hacen es ilusionarlos. Lo más importante es localizar esos malos hábitos que tenemos y hacernos conscientes de ellos, pues una vez logrado esto, lo más natural es que paremos de repetirlos.

Te voy a poner un ejemplo: uno de mis clientes era fanático de los refrescos embotellados. Tenía treinta y tres años cuando vino a verme y su estómago era demasiado grande (especialmente para un hombre tan joven). Lo primero que hice fue quitarle ese hábito de tomarse un litro de refresco al día y se lo cambié por un galón de agua;

le costó mucho trabajo, sobre todo al principio, pero a las dos semanas que cambió el refresco por el agua lo noté mucho menos
inflamado del abdomen. Lo que más me sorprendió fue lo que me
dijo. Pensaba que después de comer era natural sentirse abotagado
(inflamado, hinchado, engordado) e incómodo porque creía que
se trataba del proceso normal de la digestión, cuando en realidad,
la cantidad de azúcar y de gas que se tomaba en cada comida hacía
más lenta y pesada su digestión. Unos meses después de que bajó
de peso volvió a probar el refresco, porque le encantaba, pero no
aguantó más de dos sorbos. Nuevamente tuvo esa sensación incómoda que causa el exceso de azúcar en el cuerpo, pero ahora fue
consciente de ello. Al final de su dieta, no solo endureció su abdomen y lo puso plano, sino que se salvó de una diabetes segura.

Pero no creas que te voy a hablar de "hábitos" y de localizarlos
y ser conscientes de ellos sin siquiera mencionarte cuáles son los
más comunes. Aquí están:

1. *ELIMINAR POR COMPLETO LOS CARBOHIDRATOS*

Estos son la principal fuente de energía para el cuerpo y jamás
deben ser excluidos de una buena alimentación, pero solo bien
administrados logran su objetivo. Con esto me refiero a que su
consumo debe ser en el desayuno y/o en el almuerzo. De esta manera tienes el resto del día para poder quemarlos. Si los consumes
por la noche, el exceso de carbohidratos se convertirá en grasa, y
además de eso estás dándole a tu cuerpo una cantidad de energía,
¿para qué? ¿Para irte a dormir? ¡No! A esa hora ya no la necesitas,
pues llegó el momento de descansar... ¿Imaginas una dama po-
niéndose maquillaje y zapatos de tacón alto para irse a dormir?
¿Verdad que no? Pues eso mismo pasa con los carbohidratos en la
noche y si tengo que decírtelo de otra manera para que dejes de
hacerlo, pues aquí voy: el que se come un plato de arroz antes de
acostarse, sencillamente está pasado de moda (y eso que no soy
"fashionista"). Pero tengo que aclarar que una dieta sin carbohidratos solo logrará que pierdas peso temporalmente, pero en

cuanto los comiences a consumir de nuevo vas a subir incluso más libras de las que ya tenías. Recuerda que todo en esta vida es cuestión de equilibrio: se puede comer bien, ¡pero sin excesos!

Vale la pena que sepas que existen dos tipos de carbohidratos, los simples y los complejos. Los primeros son compuestos de una o dos moléculas y saben más dulces ya que por su tamaño pueden empezarse a digerir desde la saliva. Estos se encuentran en alimentos como el azúcar de mesa, las mieles, las jaleas, el chocolate y las mermeladas así como en frutas y verduras. Los carbohidratos o azúcares simples nos dan energía más rápidamente pero su consumo debe ser moderado, ya que de lo contrario se caería fácilmente en un exceso de energía que podría provocar aumento de peso.

Los carbohidratos de tipo complejo son cadenas más largas de moléculas. Debido a esto su sabor no es dulce ya que su digestión no comienza en la boca. Estos se encuentran en alimentos como el pan, el arroz, la papa, el elote, el camote, la pasta, las tortillas y todos los derivados de los granos. Estos deben conformar el 60% del consumo diario en un plan de alimentación sano, independientemente de que este sea reductivo, para un deportista, una persona diabética o una mujer lactante.

Sólo incluye una ración de carbohidratos por la mañana y/o en el almuerzo, ¡y listo! Tu cuerpo seguirá acostumbrado a consumirlos, pero los quemará más rápido para proporcionarte energía, y lo más importante de todo: no se quedarán en tu cuerpo.

2. DEJAR DE COMER

Mucha gente deja de comer porque cree que así bajará de peso, y suena lógico: si la culpable de tu sobrepeso es la boca, al momento de cerrarla, tienes que verte mejor, pero pasa todo lo contrario. Mientras más veces coman, más rápido funcionará su cuerpo y de la misma manera aumentará su metabolismo, que es el encargado de quemar todas esas calorías que le sobran y de absorber los nutrientes necesarios.

Comparemos el cuerpo con una chimenea llena de madera encendida: si no le echamos madera, el fuego se apaga, ¿verdad?

Pues bien, eso mismo pasa con nuestro cuerpo. Hay que echarle comida para que esté permanentemente en funcionamiento, pero si lo hacemos más veces al día (¡y con menores porciones!) va a funcionar mejor y más rápido a la hora de quemar calorías, además de que nos sentiremos más despiertos.

¿A qué me refiero con comer más seguido? A tener cinco o seis comidas al día. Obviamente no van a ser del mismo tamaño, tienen que ser más pequeñas que si comieran tres veces al día, así no tendrán hambre o ansiedad por comer ya que lo están haciendo frecuentemente, pero recuerden no incluir azúcares, grasas ni carbohidratos en exceso. Yo espero que no estén pensando en comer cada tres horas una bandeja paisa, un mofongo, unas papas a la huancaína o un mangú.

Cuando hablo de comer seis veces al día me refiero a alimentos balanceados, bajos en sodio y azúcar, y quiero hacer mucho énfasis en esto porque siempre me resulta por ahí aquel cliente que me habla de la famosa tajadita de pavo o el yogurt o el cereal con leche que se comen antes de acostarse. Eso no es lo que proporciona una buena nutrición pues, por ejemplo, el pavo (que todos creen tan inofensivo) que consume la mayoría es el que viene empacado al vacío y ese viene lleno de sodio (entre 470 y 700 miligramos por lasca) y de conservantes que lo único que hacen es que retengas líquido y definitivamente eso no es lo que queremos a la hora de perder peso, ese es uno de los más grandes enemigos, pues no solo contribuye a que ganes peso sino que es el mayor causante de la celulitis y la presión arterial alta.

Cuando le damos a nuestro cuerpo los alimentos correctos ricos en proteína, minerales, fibra o carbohidratos complejos, estamos proporcionándole los nutrientes necesarios para que cada parte tome lo que le corresponde, es decir, para que a todo el mundo le llegue su pedacito por así decirlo. Es como si al final de un buen negocio, todos los involucrados tomaran sus ganancias, pues para eso estuvieron trabajando duro, ¿verdad?

¿Te imaginas trabajando gratis? ¡Yo no! Pues eso mismo dicen los ojos. Si ellos pudieran hablar quizás dirían: "¿Cómo es posible que yo el día entero haya ayudado a este hombre a ver tantas cosas maravillosas y al final del día me sale con que no va a comer nada porque quiere bajar de peso? ¿Ah, sí? ¿Y cómo pretende entonces que de aquí a diez años yo siga proporcionándole los mismos servicios si no me da una zanahoria, no me echa un tomatito, hace rato que no 'veo' una espinaca?". ¡Claro mi gente! Es que eso es lo más justo para nuestro cuerpo y las diferentes partes que lo componen, pues para ellas es de suma importancia tener su "pago" diario, y es que la piel, el corazón, los riñones, el cabello, las uñas, los huesos, los músculos, todos hacen un trabajo diario (y muy duro) como para que durante el día entero nosotros los estemos privando del material básico para que sigan funcionando.

Es un grandísimo error no comer. Incluso algunas personas en lugar de perder peso lo que hacen es ganarlo, y no estoy exagerando. Es que cuando no comemos quizás nos veamos más delgados pero no podemos confundir perder peso con estar en forma. Es por eso que insisto tanto en lo que siempre he llamado los "flacos grasosos", que son aquellos que pierden peso de una manera poco saludable y lo que hacen es que pierden músculo pero no grasa. La manera en que lo hicieron fue robándole algo que el cuerpo está pidiendo a gritos porque es algo que le pertenece y por lo que ha estado trabajando todo el día. Qué injusticia, ¿no?

Esos son los resultados de dietas que no te permiten comer ciertos alimentos y que cuando los vuelves a "oler" ya aumentas el doble de las libras que perdiste. La clave está en el balance, la clave está en la medida, en exceso todo es dañino (y no me refiero solo a la alimentación).

3. NO TOMAR AGUA

Este es uno de los errores más grandes que se cometen al querer bajar de peso. Recuerden que más del 75% de nuestro cuerpo está compuesto por este líquido y que es vital para aumentar la secreción de fluidos, como el sudor y la orina, que es precisamente por donde se eliminan todas las toxinas.

El agua ayuda al metabolismo del cuerpo, pues es la principal responsable de que los alimentos que consumimos se absorban de una manera correcta. Es por eso que si no bebemos suficiente agua, el metabolismo de nuestro cuerpo se hará más lento y al mismo tiempo se produce menos energía aunque la cantidad de alimentos sea la misma. En otras palabras, le estamos dando más trabajo al cuerpo, lo estamos dejando "solo" para que cumpla una labor que en compañía del agua va a ser mucho más sencilla y saludable.

La manera en la que el agua trabaja en nuestro cuerpo es como un fuerte disolvente. Está compuesta por muchos ingredientes: minerales, O2 (oxígeno), nutrientes, productos de deshecho y contaminantes. La sangre (90% agua) circula por el cuerpo distribuyendo nutrientes y oxígeno, mientras recopila desechos y CO2 (dióxido de carbono). El agua juega un papel fundamental en la digestión, transportando estos nutrientes y energía a nuestros tejidos y células, y eliminando los productos tóxicos del metabolismo a través de los riñones y la vejiga en forma de orina, y a través del sudor.

La mayoría de las personas no son conscientes de la importancia del agua para la salud y la vitalidad en general. Se estima que un bajo índice de la población bebe ocho o más vasos de agua pura al día, y es que no es lo mismo beber agua pura que beber otras bebidas como tónica, soda, refrescos, etc. La importancia de beber cantidades adecuadas de agua se va incrementando con la edad. Mucha gente (especialmente las personas mayores) no consumen ni retienen la suficiente cantidad de agua como para mantener una buena salud y una vida más larga.

Si a todo esto le sumamos que muchas personas evitan tomar agua para no tener que ir frecuentemente al baño, entonces ahí la cosa se complica, y yo lo sé porque lo vivo en mi familia con mi madre y mi abuela. A ese par de señoras no hay quién las haga tomarse un vaso de agua ni por equivocación porque ellas no quieren ir al baño tan seguido por aquello de la incomodidad de quitarse la ropa y todo eso, pero en cambio toman café todo el día como un par de desquiciadas. No hay quién las haga entrar en razón. No logran entender que esa agua que no se quieren tomar las hará eliminar toxinas, mientras que el café o refresco que decidieron beber el día entero se va a demorar más en salir de sus cuerpos. Y, como si fuera poco, tomando esos líquidos ponen en problemas a varios órganos como el corazón, los riñones (por la cafeína y los endulzantes químicos que traen) ya que los hacen trabajar más de la cuenta y frenan el impulso del metabolismo, ese mismo que (una vez más) necesitamos para el apropiado funcionamiento del organismo.

Existe una mala concepción de que tomar agua nos hace subir de peso, ya que muchas personas que lo hacen no van seguido al baño y al retener todo el líquido que consumen, acaban pesando más. Pues bien, la culpa no es del agua que tomamos sino de la cantidad de sodio que tiene nuestro cuerpo y que no permite que este preciado líquido cumpla su objetivo. Para eso hay que disminuir el consumo de sal en la comida y verás de qué manera tu cuerpo empieza a cambiar.

Me explico: no es posible que eliminemos suficiente agua si la tomamos luego de habernos comido unos chorizos, unas tapitas de queso y jamón Serrano; créeme que difícilmente el agua que tomamos va a salir del cuerpo si antes de eso comimos unos tacos al pastor y unas buenas enchiladas. ¡Ojo! Son deliciosas, no me malentiendas, pero son enemigas de nuestra meta en el difícil camino (para muchos) de bajar de peso y recuperar la salud que se pierde por culpa de los excesos.

Te propongo un negocio: ¿qué tal si en lugar de dejar de tomar agua, mejor dejamos de consumir tanto sodio?

4. NO SABER LEER LAS LAS ETIQUETAS EN LOS PRODUCTOS

Las dos palabras de moda son "sin grasa", que en inglés se le dice "fat free", ¡y cómo confiamos en esas dos palabritas que en realidad, no dicen nada! Pero para algunos es todo lo que necesitan ver para comprar un producto. Recuerda algo importantísimo: la "satanizada" grasa no es lo único que te hace engordar. Aquí el asunto primordial son las etiquetas con el contenido nutricional que, por ley, deben venir en todos los productos, y la parte más importante de esas etiquetas está donde dice "porciones" (o servings en inglés). En general, las etiquetas tienen una trampita que hace que no nos fijemos bien en la información. No es que el producto completo contenga los gramos de azúcar o las calorías que ahí te dicen. ¡CUIDADO CON ESO! Lo que tienes que hacer es multiplicar precisamente esa cantidad de azúcar, de calorías, de grasa, de sodio y de carbohidratos por la cantidad de porciones que dice en la etiqueta. Con esto sabrás las cantidades exactas que le vas a dar al cuerpo si te comes el paquete entero. Explicado de otra forma, en la etiqueta te dan solo un porcentaje de estos ingredientes para que creas que estás consumiendo cantidades bajas de lo que estás tratando de evitar. Por si fuera poco, si quieres comer sanamente, ¡te tienes que tomar la molestia de hacer la multiplicación que ellos no hicieron por ti! ¿Qué tal?

Una buena amiga me llamó una vez desde el supermercado para hablarme acerca de una cena que le estaba preparando a su novio y de lo muy saludable que sería (recuerdo que era un chili con carne) y en cuanto la regañé y le dije que cómo se le ocurría decirme que eso era saludable, ella me contestó que sí lo era porque se trataba de proteínas y estaba leyendo en la etiqueta que tenía pocos carbohidratos. Pero inmediatamente la mandé a que leyera la parte del sodio y... ¡oh-por-DIOS! Ese "saludable" chili con carne tenía 1.170 miligramos de sodio por porción de 8 a 10 onzas; pero mi querida amiga estaba enfocada en que iba a comer solo proteínas y muy pocos carbohidratos.

¿Saben ustedes qué tiempo se va a tomar el par de tortolitos para sacar de sus cuerpos todo ese sodio? ¿Imaginan la cantidad de líquido que van a retener después de su famosa cena romántica? ¡Ah! Y si a eso le sumamos una copita de vino tinto que tiene alrededor de 24 gramos de azúcar, entonces ahí sí les puedo asegurar que ni haciendo "cardio" toda la noche esos dos van a quemar todo aquello que consumieron.

Y ni hablar de las famosas meriendas de 100 calorías. Eso es lo que está de moda, eso es lo de hoy, lo in, porque el que no se fija en el "fat free" se fija en las tales calorías. Pero son tan ingratos que se olvidan del sodio y del azúcar. ¿Sabes qué? No los ignores, ahí te los están poniendo, lo que pasa es que el tamaño de la letra es mucho más pequeño cuando no les conviene que tú te informes. Pero el FAT FREE te lo ponen tan grande que lo ves desde que estás estacionando tu carro en el supermercado. Es como las famosas letras pequeñas de los contratos, o de los pasajes de avión (pero de eso no voy a hablar porque de solo recordar en cuántos líos me he metido por no leer estas diminutos letras se me pone la piel de gallina).

Esas palabras, sin importar el tamaño de sus letras, están ahí porque es una ley que las compañías no pueden pasar por alto, pero que si dependiera de los fabricantes no las pondrían. Entonces hagamos uso de nuestros derechos. Si nos dan esa información nutritiva, es para leerla TODA, no solo la parte que ellos quieren que tú veas. Desgraciadamente, eso pasa muy comúnmente con los productos que vemos en los supermercados: aparecen promocionados como "sin grasa" (fat free), pero llenos de azúcar, por citar solo un ejemplo que más adelante voy a ampliar.

5. SEGUIR DIETAS RECOMENDADAS POR AMIGOS O CELEBRIDADES

Al principio de este capítulo te decía que cada ser es único e irrepetible. Pues bien, eso es exactamente lo que debes tener en cuenta a la hora de hacer la dieta que hizo bajar más de diez libras a tu vecino en solo una semana, o el régimen de la sopa con la que tu actriz favorita se puso fabulosa para su película más reciente. Hay que tener muy claro que si al vecino o a la actriz les funcionó lo que hicieron no quiere decir que a todos les va a hacer el mismo efecto. Es como la ropa... el hecho de que los estampados de flores estén en todo su apogeo y sean el último grito de la moda no quiere decir que a todas las mujeres les quedará preciosa esa falda que más que una prenda de vestir parece el vivo retrato de los jardines colgantes de babilonia, pues por muy a la moda que estén, hay que admitir que no fueron hechas para todo tipo de cuerpo. A esa amiga tuya alta y delgada seguramente le quedará muy bonita, pero tú te la pones y sientes que en cualquier momento todas las flores comenzarán a marchitarse.

Lo mismo pasa con las fragancias. A veces sentimos un rico perfume en la calle y le preguntamos a la persona que lo lleva puesto por el nombre del mismo y en cuanto podemos salimos a comprar el dichoso perfume, que por supuesto no huele igual a lo que nos olió en la calle con esa otra persona. Sencillamente porque cada cuerpo es diferente y los olores se perciben de una manera distinta en cada persona.

Pero volvamos a lo nuestro, pues aunque la moda y las fragancias son muy importantes, más aún lo es la salud, y con eso no se juega. Pero si quieren verlo así, entonces digamos que estar en forma y saludable está de moda, o por lo menos lo pondremos a la moda a partir de hoy.

Tener una nutrición saludable diseñada por un profesional de acuerdo a las necesidades de tu propio cuerpo, a tus condiciones médicas e incluso (¿por qué no?) a tus gustos por ciertas comidas, es la manera correcta de lograr tu peso ideal. No se trata de perder peso para la fiesta que tienes el próximo sábado, sino de lucir espectacular por el resto de tu vida, ¿verdad? Y para eso necesitas una dieta hecha a tu medida.

Además, ¿ya viste las consecuencias de las dietas de tu vecino y de aquella actriz? En muchos casos son espantosas porque se mataron de hambre o utilizaron pastillas no muy recomendables, que si bien los ayudaron a conseguir su objetivo, el cuerpo les pasó la factura tarde o temprano. Más vale hacer tu propia dieta porque estarás seguro de los resultados y de que será de una manera sana que te hará sentir bien todo el tiempo, no solo unos meses (o incluso días).

Yo he tenido personas que han llegado a verme y me piden el precio de mi "paquete". No piensen mal, es que la gente cree que yo le doy el mismo plan de nutrición a todo el mundo, es decir, que se trata de una dieta milagrosa a la que se le saca copia y se vende, ¡y eso no es así! A veces hasta me piden que se las mande por fax y todo, pero bueno, para que el mundo sea mundo tiene que haber de todo un poco, ¿verdad?

Cualquier profesional en nutrición tiene que sentarse con la persona que necesita ayuda y hacer un plan específico para ese ser, pues todos funcionamos de manera diferente. No se le puede hacer un plan nutricional a alguien que sufre de diabetes igual al de alguien que tiene presión alta, o que simplemente no sufre de ninguno de los dos males anteriores. Eso es terriblemente irresponsable y es la parte más preocupante, ya que las personas a veces por la desesperación de querer perder peso abusan de su salud.

6. *CASTIGARTE DEJANDO DE COMER EL RESTO DEL DÍA*

Si estás haciendo una dieta y por algún motivo caes en la tentación y a la hora del almuerzo te comes ese postre delicioso que tanto te gusta, ¿qué es lo que hace la mayoría de la gente? ¡No comer nada el resto del día! ¡GRAN ERROR! Interrumpir una dieta, aunque no lo creas, es muy común y lo mejor que puedes hacer en este caso es precisamente comerte la comida que te corresponde tres horas después del gran pecado que acabas de cometer (que en realidad no es tan grande, solo lo es si lo repites constantemente). Ahora te diré por qué: esa comida saludable que vas a ingerir va a lograr que el metabolismo del cuerpo siga aumentando y, de esa manera, ayudará a quemar más rápido aquel doloroso postre; pero si no comes nada, tu metabolismo estará tan lento que lo único que lograrás es que ese dulce se quede allí, haciendo de las suyas, construyendo llantitas en tu abdomen.

Y es que aquí viene de nuevo lo que les comentaba acerca de las cinco o seis comidas al día y la importancia de mantener el metabolismo funcionando al ritmo adecuado. No es dejando de comer como se pierde peso. Incluso no importa si no estás haciendo ningún tipo de dieta sino que simplemente comiste muchísimo a la hora del almuerzo y, por supuesto, cuando tenemos la sensación de llenura pensamos que ya no comeremos nada hasta el día siguiente o hasta la noche, pero no es correcto hacerlo.

Acabo de recordar a un buen amigo que cada vez que se daba unos traguitos de whiskey, al día siguiente decía: "No vuelvo a beber". Sí, claro, le faltaba una parte importante a la frase: "No vuelvo a beber, hasta el próximo viernes". Es que cuando sentimos las "consecuencias" de un acto siempre creemos que JAMÁS volverá a repetirse, pero en cuanto comenzamos a recuperarnos, créanme que esa "culpa" se extingue rápidamente.

Por supuesto que en el tema del licor sí sería una decisión muy sana e inteligente no volver a repetir la hazaña, pero con la comida funciona diferente, mi gente. Yo sé y entiendo que después de una comida en exceso ni siquiera quedan las ganas de comer nuevamente, pero es que no les pido que repitan la dosis esa exagerada que los hizo sentirse tan llenos. No, para nada. Lo que hay que hacer es procurar que esa próxima comida sea simplemente una pequeña merienda que ayude a mover el metabolismo, ¡y que este se encargue a su vez de quemar lo que nos hizo sentir tan culpables!

7. TOMAR PASTILLAS

Te haré un par de preguntas al respecto: ¿vas a tomar pastillas el resto de tu vida? ¿o vas a alimentarte saludablemente el resto de tu vida? Las píldoras tal vez te hagan bajar de peso pero, por lo general, no sabes a ciencia cierta qué es lo que está entrando a tu organismo. Usualmente este es el camino más corto para llegar a la meta, ya que son muy agresivas y sus resultados son casi inmediatos, pero terminan siendo contraproducentes a la larga. Así que comer sano, además de que te hará sentir mejor, es la única solución viable a corto y largo plazo, y no representa ningún riesgo para tu salud. No saben cuánta gente me viene a ver y me cuenta esa misma historia, la de las "pastillas mágicas" con las que perdieron 10 libras en una semana. ¡Sí! Son tan mágicas que las 10 libras desaparecen en una semana y al otro mes llegan ¡convertidas en 20!

Pues bien, creo que me quedaré un rato más aquí con el tema de las pastillas, pues aquellos que me conocen saben que he sido enemigo número uno de ellas, y ahora seguramente me han escuchado en la radio y la televisión hablando de Vita Source, que por supuesto tiene la mayoría de sus productos en forma de pastillas. Ahora bien, el día que Vita Source me invitó a ser parte de esta gran familia lo primero que hice fue decirles esto que ahora aquí te estoy contando: tengo una gran aprensión con el tema de ingerir pastillas y que mi gente se vuelva dependiente de una cantidad de "plástico" que al final del día solo le traerá más problemas que soluciones, pues la cantidad de sustancias químicas que se ingieren puede incluso causar hasta la muerte.

Pero claro, había que investigar, leer, aprender acerca de los productos de Vita Source y me encontré con la excelente noticia que por años venía buscando. Por fin una compañía quería darle productos de calidad a su gente y les voy a explicar por qué. Para empezar, Vita Source tiene un sello GMP* (Good Manufacturing Practice); este es un sello de garantía en los productos. Para tener ese sello, existen algunas exigencias que a continuación les enumero:

- Los procesos de fabricación se deben encontrar escritos y definidos, y se deben revisar sistemáticamente a la luz de la experiencia.

- Los equipos deben ser calificados y los procesos validados.

- Se debe contar con los recursos necesarios para la correcta elaboración de medicamentos:
  - Personal entrenado y apropiadamente calificado para controles en proceso.
  - Instalaciones y espacios adecuados.
  - Servicios y equipamientos apropiados.
  - Rótulos, envases y materiales apropiados.

---

* Fuente de la información sobre GMP: Wikipedia.

- Instrucciones y procedimientos aprobados.

- Transporte y depósito apropiados.

Los procedimientos (SOPs)* se deben redactar en un lenguaje claro e inequívoco, y deben ser específicamente aplicables a los medios de producción disponibles.

Se deben mantener registros (en forma manual o electrónica) durante la fabricación, para demostrar que todas las operaciones exigidas por los procedimientos definidos han sido en realidad efectuadas y que la cantidad y calidad del producto son las previstas; cualquier desviación significativa debe registrarse e investigarse exhaustivamente.

Los registros referentes a la fabricación y distribución, los cuales permiten conocer la historia completa de un lote, se deben mantener de tal forma que sean completos y accesibles.

El almacenamiento y distribución de los productos deben ser adecuados para reducir al mínimo cualquier riesgo de disminución de la calidad.

Se debe establecer un sistema que haga posible el retiro de cualquier producto, sea en la etapa de distribución o de venta.

Se debe estudiar todo reclamo contra un producto ya comercializado, como también se deben investigar las causas de los defectos de calidad, y se deben adoptar medidas apropiadas con respecto a los productos defectuosos para prevenir que los defectos se repitan.

Además tienen un sello TGA, que solamente tienen diecisiete

---

* Por sus siglas en inglés (Standard Operating Procedures).

compañías en Estados Unidos. TGA (Therapeutics Goods Administration) es la más alta certificación disponible ampliamente considerada como la agencia reguladora más activa en el mundo para los suplementos dietéticos. Para darles una idea de lo que esto significa, de más de cuatrocientos fabricantes en Estados Unidos, solo el 6,75% es certificado por la TGA. Si quieren obtener más información pueden visitar la página www.myvitasource.com.

Recalcar la diferencia entre las vitaminas sintéticas y las naturales, obviamente no le conviene a la industria farmacéutica. Ese tipo de vitaminas está mezclado con químicos, ya que así resulta más barato producirlas. Pero entonces tu cuerpo se queda sólo con una pequeña parte de los verdaderos ingredientes necesarios... mejor dicho, como dicen por ahí: "lo barato, sale caro".

Las vitaminas son sustancias orgánicas imprescindibles en los procesos metabólicos que tienen lugar en la nutrición de los seres vivos. Las vitaminas inician y promueven casi todos los procesos bioquímicos que tienen lugar en el organismo. Básicamente, necesitamos vitaminas para crecer, producir energía, combatir enfermedades, reparar tejidos dañados y mantener una salud óptima. ¿No crees entonces que un "personaje" tan importante como las vitaminas merece un trato más exclusivo y no mezclarse con ingredientes que en lugar de ayudarte te van a perjudicar?

Por eso, es importante entender que las vitaminas naturales, como las que produce Vita Source, son aquellas con bio-origen vegetal, que son extraídas mediante procesos igualmente naturales, así como la extracción de prensado en frío de los aceites naturales ricos en vitaminas E, la levadura de cerveza rica en vitaminas del grupo B, la lecitina u otros principios botánicos presentes en los vegetales y las frutas. En cambio, las vitaminas sintéticas simplemente son procesadas en laboratorios mediante complejos químicos.

Es por eso que decidí entonces unirme a ellos, pues fue en ese momento que me di cuenta de que por fin había encontrado a alguien que estaba tan interesado como yo en proteger la salud de mi gente. Es por eso también que de la única manera que tú me escucharás recomendar algún tipo de "pastilla" 100% NATURAL será cuando se trate de Vita Source.

Claro que a las vitaminas también se les ha creado una cantidad de mitos. Uno de los más populares es que te hacen subir de peso, y esa información es incorrecta. También hay quienes piensan que las vitaminas te generan energía, pero eso también esta lejos de la realidad.

Vamos por partes: las vitaminas no te hacen subir de peso, lo que sucede es que la mayoría de las personas consume vitaminas sintéticas y estas no permiten que el cuerpo absorba correctamente los nutrientes de tus alimentos y, al suceder esto, entonces tu metabolismo se pone más lento.

Así mismo, no puede darte energía una vitamina sintética, pues la energía viene de la combinación de una buena alimentación con una buena vitamina natural (no sintética), pero jamás una vitamina (natural o sintética) te dará energía si no está acompañada de una buena alimentación.

Hice esta lista de hábitos porque seguramente te puedas identificar con más de uno. Ahora ya sabes lo que debes evitar. ¡Empieza hoy!

TESTIMONIO

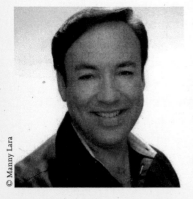

© Manny Lara

Javier Romero

Cuando conocí a José Fernández descubrí que tenía muchos conceptos erróneos referentes al tema de la alimentación y el ejercicio. Uno de ellos era la manera equivocada de comer. Primero porque los horarios son difíciles: me levanto a las 4:20 a.m. para hacer el programa de radio el *Desayuno Musical*, y ahí ya comienzan los problemas, pues ese es precisamente el único desayuno que a esa hora se puede tener... ¡el musical!

Llegaba a la radio sin haber comido nada y llevaba una barra de proteína que descubrí luego que estaba llena de azúcar y de proteína muy poco; y ahí fue donde radicó mi cambio. Empecé a desayunar claras de huevo con papa, o con pan antes de salir de mi casa, pues José me aseguraba que el desayuno es la comida más importante del día y que si comenzaba con una barra llena de azúcar entonces de ahí en adelante iba a comer cualquier cosa de manera desaforada por el hambre que me acosaba gracias a la falta de un buen desayuno.

¡Imagínense! Yo que por más de veinticinco años llevo acompañando a mi gente en el sur de la Florida a que tengan un día bello, lleno de cosas positivas y que lo primero que esos miles de oyentes hacen diariamente es escuchar el *Desayuno Musical* en el que les ofrezco un excelente balance, ¿cómo es posible que mi desayuno fuera tan desbalanceado?

De ahí en adelante comencé a comer cada tres horas porciones pequeñas, y confieso que en ocasiones me resultaba difícil, pues no sentía hambre, pero entonces comprobé que al comer varias veces al día, el metabolismo se acelera.

Pero la parte más importante no era esa; es que la comida tenía que ser baja en sal y eso ayudó a dos cosas fundamentales en mi nutrición. Una de ellas es que la falta de sal no me permite retener líquido en mi cuerpo, y al mismo tiempo mi presión arterial se fue normalizando poco a poco, y eso para mí ya era más que suficiente.

Por supuesto, comencé a entrenar tres veces por semana y esa fue la combinación perfecta para comenzar a sentir más energía, especialmente yo que trabajo tantas horas al día, era como la gasolina para poder funcionar mejor. Yo sé que la falta de tiempo es una de las excusas más frecuentes para no hacer ejercicio o para comer de manera desorganizada, pero ahora sé que aunque es un poco difícil, con la disciplina necesaria se puede lograr. De hecho, aquí el asunto no se trata de vanidad sino de salud y para eso ¡siempre tiene que haber tiempo!

CAPÍTULO 3

¿QUÉ DETIENE TU CAMBIO?

En el primer capítulo te mencioné que en mis años como nutricionista he escuchado miles de excusas para no comenzar el cambio en nuestras vidas y es por eso que vale la pena (y mucho) que nos tomemos un buen tiempo para hablar de ellas. Pues sé que te vas a sentir identificado, pero, lo más importante, te vas a sentir inspirado, motivado.

Y comenzaré haciendo un conteo regresivo (y no el de Gilbertito Santa Rosa) de las excusas más comunes que la gente saca para no alimentarse correctamente o no hacer ejercicio.

Tengo un problema de salud

Si tienes un problema de salud, es importante que consultes con tu médico. Dependiendo del problema, hay muchas opciones para hacer ejercicio. El movimiento y la actividad física promueven la salud de los tejidos. Por ejemplo:

🐟 Si sufres de artritis y no puedes moverte, la actividad física bien dirigida e indicada para estos casos reduce el dolor y la necesidad de tomar medicina y, contrario a lo que puedas pensar, el ejercicio ayuda a superar esta enferme-dad.

🐟 Si sufres de osteoporosis y tienes miedo a caerte, estás cometiendo un gran error, pues moverse aumenta el equilibrio, la fuerza, la coordinación y la flexibilidad. Además fortalece los huesos.

🐟 Si tu problema es de diabetes, debes tener en cuenta que la actividad física forma parte del tratamiento de este pro-blema. Aumenta la sensibilidad de las células a la insulina.

Como puedes ver, aquí estás totalmente "acorralado" pues nin-guna de las anteriores excusas son suficientemente válidas para no ejercitarte; recuerda que el ejercicio es salud, no debe ser un sacri-ficio.

Cuando tenga un día libre, haré más actividad para compensar

De más está decir que muchas veces ese día libre no llega nunca, o cuando llega lo queremos aprovechar de otra manera. Pero más allá de eso, la idea no es dejar un día a la semana para "matarte" en el gimnasio y el resto de la semana no hacer nada, excepto que-jarte por el dolor en tu cuerpo provocado por ese "sobre entrena-miento". Pues en la vida, como ya lo he mencionado antes, todo tiene que tener un balance y entrenar un solo día a la semana no tiene nada de bueno.

¿Acaso tú comes solamente los lunes y los viernes? ¿O acaso uno se baña sólo una vez a la semana para quitarse toda la mugre acumulada porque el resto de los días no hubo tiempo para entrar a la ducha? ¿Verdad que no? Pues así mismo pasa con el ejercicio y con la mayoría de las cosas saludables en nuestras vidas, y es que la continuidad y la disciplina son los principales componentes.

Practicar actividad física sólo uno o dos días a la semana en forma intensa o sin estar adecuadamente entrenado puede resultar contraproducente. No es cierto que usar ropa gruesa o de nylon ayude a adelgazar porque aumenta la transpiración. Lo que se pierde de este modo es agua y no grasa, por lo tanto las libras se recuperarán pronto.

Tú no imaginas la impotencia que siento cuando veo en la calle gente corriendo con unos plásticos enrollados en la parte del abdomen… ¡no! Es que no me queda claro si es que van a hacer ejercicio o van para el supermercado a hacer las compras y el plástico lo llevan para traer ahí los tomates.

¡Gente! La cantidad de agua que pierden con estos plásticos alrededor de su cuerpo, la van a recuperar en cuanto se tomen el primer vaso de agua acompañado con esa cena "saludable" que consiste en un filete de pescado adobado con el producto aquel lleno de sodio y la ensaladita sana que bañamos en aderezo no solo lleno de sal sino también de azúcar, pero que en su empaque decía *fat free*.

Entonces, ¿por qué no evitar quemarse el cuerpo maltratándolo con esos inventos que acostumbramos seguir, que nos encanta copiar pero que no nos tomamos el tiempo para averiguar cuál es el efecto verdadero que tienen en nuestro cuerpo? En lugar de eso, sal a ejercitarte libremente sin apretarte, ni asfixiarte a los diez minutos por culpa de los hábitos incorrectos y que son los únicos culpables de que renuncies a la meta, pues esa incomodidad es la que provoca que la gente le huya al ejercicio, es lo que nos hace sentir que nos estamos sacrificando.

Soy muy obeso y me da vergüenza moverme

Hacer ejercicio te ayudará a mejorar tu salud y bienestar, es algo de lo que deberías estar orgulloso. Si te cuesta hacer actividad física frente a otros, comienza a hacerla en casa hasta ganar confianza, o pídele a alguien que te acompañe.

Te aseguro que más adelante, cuando empieces a perder peso, vas a querer que todos te vean. No te extrañe si de un momento a otro comienzas a buscar en el gimnasio los horarios en los que más gente hay, para presumirle a todos del maravilloso cambio que has logrado, pero tienes que empezar hoy, no importa que no sea lunes.

No tengo ropa ni zapatos cómodos para hacer ejercicio y mucho menos los instrumentos necesarios

Esta es una muy buena excusa, pero no para mí; porque estoy seguro de que si te invitan a una fiesta, o a un bar con los amigos a tomar una cerveza, seguramente encontrarás ropa como sea, la sacas prestada del almacén para luego ir a regresarla si hace falta… pero claro, cuando de ejercicio se trata entonces no hay manera.

¡Ojo! Tengo que aclarar que hay actividades que sí requieren de una gran inversión para ponerlas en práctica como por ejemplo si estás planeando subir el Everest o una cosa por el estilo. Entonces sí necesitas muchos equipos y muy costosos. Pero para ejercitarte no necesitas ropa que sea el último grito de la moda ni el calzado más caro del mercado. Basta que ambas cosas sean cómodas y livianas.

Y por supuesto se necesitan ganas, ¡muchas ganas!

Hacer ejercicio me da mucha hambre

Aunque en algunas personas la actividad física despierta el apetito, si comes con inteligencia, el saldo será beneficioso: las calorías gastadas con el ejercicio serán menores que las incorporadas con la comida. No olvides hacer de cuatro a seis comidas al día; es la manera correcta para evitar tener hambre o sentir ansiedad el día entero.

Me duele la espalda, o la rodilla, o lo que sea...

Si este es tu caso, la cuestión no debería ser si practicar o no ejercicios, sino qué actividades puedes realizar. La bicicleta, por ejemplo, requiere menos esfuerzo en las articulaciones y músculos que trotar.

Consulta con un médico o profesional de actividad física para encontrar la mejor opción. No es cierto que "si no duele, los ejercicios no hacen efecto". El dolor es un aviso del cuerpo para moderar o suspender la actividad.

La actividad física es para los jóvenes

Falso. La actividad es beneficiosa para todos. Cualquier persona puede mejorar su estado físico. Incluso personas de noventa años practican actividad física y obtienen beneficios. Ahora bien, al hacer actividad física nos vamos a sentir todos como jóvenes, eso ya es otra cosa.

Llego muy cansado del trabajo

Piensa en otra excusa: ¡moverse mejora el sueño y estimula la vitalidad! Sí, aunque no lo creas, hacer ejercicio te hará sentir menos cansado.

La ex secretaria de estado Condoleezza Rice era una de las mujeres más ocupadas y con menos tiempo libre del mundo, pues con un puesto tan importante en la presidencia de George W. Bush, ya podrán imaginar lo que era su vida diariamente. Sin embargo, apareció en la televisión nacional, mostrándole al país cómo sacaba tiempo todos los días para ejercitarse. ¿Creen ustedes entonces que la Asistente del Presidente para Asuntos de Seguridad Nacional del país más poderoso del mundo sí, y nosotros no?

No me gusta hacer ejercicio

Moverse no implica necesariamente correr una maratón o pasarse días en el gimnasio levantando pesas. El ejercicio puede ser divertido: practica un deporte, baila o convierte la actividad en un encuentro de amigos, cada semana. Uno de los principales motivos por los cuales las personas le agarran cierta aversión o les da pereza el ejercicio es porque no hacen lo que les gusta y convierten esta actividad en un sacrificio.

Por fortuna, cada día existen más opciones para moverse y quemar calorías que no necesariamente tienen que ser en un gimnasio. Pero si de verdad existen la intención y las ganas de comenzar un cambio, entonces ninguna de estas excusas será válida.

No tengo tiempo

La reina de las excusas. No hace falta pasarse horas en el gimnasio para ser más activo. Con tandas de diez minutos, tres veces por día, basta para romper con el sedentarismo. Recuerda que caminar es el ejercicio más simple y está al alcance de todos.

Seguramente sacamos tiempo para sentarnos frente a la televisión, para hablar por teléfono o estar en la computadora en la granjita de Facebook. Ah, y no tengo nada en contra de estas actividades, pero entonces la cosa aquí no es falta de tiempo sino de ganas. Y si esto que acabo de decirte no es suficiente para ti, solo recuerda este nombre: ¡Condoleezza Rice!

Ahora que ya hemos identificado las muchas excusas que las personas usan para no comenzar a cuidarse, debemos saber que

hay otras muchas que se usan para recaer y descuidarse nuevamente.

En el programa de radio *Sanísimo* le decimos "caerse de la guagua", término que utilizamos para referirnos a las personas que
abandonan la lucha, que "pecan" con una comida que no debían
ingerir, incluso aquellas que no regresan a sus rutinas de ejercicios. Esto es lo más común y difícil de evitar por varias razones.

Primero están aquellos que al verse bien, al sentirse que ya
están delgados, en forma, satisfechos con su peso y su figura, comienzan nuevamente a adquirir malos hábitos alimenticios porque al principio lo ven como un "regalito" que se están brindando
por el deber cumplido. Pero resulta que de regalito en regalito
quedan igual que Santa Claus (literalmente) y cuando se dan
cuenta ya están nuevamente en el peso en que estaban anteriormente.

Tengo el caso de un amigo al que ayudé con su problema de
sobrepeso y las enfermedades que esto le estaba trayendo: hipertensión y triglicéridos altos. Un hombre joven, casado, con tres
hijos y una carrera brillante, pero su alimentación era un desastre,
según él, porque es muy difícil alimentarse bien cuando eres
padre de tres hijos ya que ellos siempre que salen de paseo lo que
comen es pizza, pollo frito y toman mucho refresco.

Por fin se decidió a buscar ayuda y comenzamos una rutina de
ejercicios y le hice un plan de nutrición que lo ayudó a perder 45
libras en tres meses (pasó de 222 a 177 libras).

Ese hombre estaba que no cambiaba por nadie, pero con el
tiempo se empezó a permitir algunos gustos dañinos en vista de
que había bajado lo suficiente como para aumentar 5 o 10 libras
que según él, iba a ser muy fácil bajar nuevamente.

La peor parte comenzó cuando se fue de vacaciones y ya esas
libras que él se había dado permiso para aumentar estaban ahí. Así
que se "desbocó" y comió muchas cosas pensando que al regresar
a sus labores iba a ser capaz de controlar y perder de nuevo el
peso. Pero no era así, y cada día en lugar de perder las libras, las
aumentaba.

Quiso regresar al gimnasio pero al verse con el peso que había
aumentado, ya no tenía la misma motivación, ni la energía, ni las

ganas. Así que iba a hacer ejercicio dos días a la semana, pero al no ver los resultados que esperaba, se decepcionaba y llegaba a su casa ¡a seguir comiendo mal!

¡Claro! ¿Cómo iba a ver resultados si no estaba cuidando su alimentación? Aun sabiendo de memoria las cosas que tenía que hacer para lograrlo, pues ya lo había hecho antes, insistía en hacer ejercicio sin cambiar los malos hábitos alimenticios que había adoptado nuevamente. Pero sin duda alguna, uno de los errores más grandes que comete la gente al perder peso (y este hombre lo hizo) es dejar en su armario la misma ropa que usaba cuando estaba con sobrepeso. ¡Gente! Esa ropa hay que sacarla de ahí, regálensela a sus familiares, a la gente más necesitada, al Ejército de Salvación o a quien sea, pero, por Dios, ¡no dejen ahí los rastros de su pasado! ¿Saben por qué? Porque esa ropa es la "alcahueta" más grande que van a tener; esa ropa es el equivalente a la manzana de Adán y Eva, es una TENTACIÓN a la que ustedes no pueden sucumbir. Y es que al dejar mezclar esa ropa "vieja" que ya nos queda grande con aquella nueva que compramos con tanto orgullo dos o tres tallas menos, se van cambiando los papeles y entonces el pantalón gigante que sacábamos para mostrárselo a las visitas como prueba de lo mucho que habíamos bajado de peso, un día se convertirá en el pantalón con el que iremos al trabajo nuevamente.

En otras palabras, lo que nada nos cuesta, hagámoslo fiesta. Y si subir nuevamente de peso no implica que hay que volver a comprar ropa, entonces con más facilidad vamos a engordar de nuevo.

Están los que comienzan a perder peso y quizás el cambio no es tan extremo como ellos quisieran, entonces se van cayendo poco a poco de la guagua, se van desanimando, y regularmente se salen de la rutina los fines de semana con la plena convicción de que el lunes comienzan de nuevo, pero nunca sucede. Y es ahí que quizás aumentan de peso más de lo que ya pesaban.

Es que si al menos las personas rompieran una sola disciplina, ya sea la de comer o la del ejercicio, y siguieran con la otra, las cosas no serían tan drásticas. Pero por lo general, la gente cuando comienza a subir de peso nuevamente (y lo digo por mis clientes con los que tengo esa experiencia), ya no acude a los entrenamientos con tanto ahínco.

Es por eso que se deben tener en cuenta los siguientes tres puntos a la hora de querer mantener el peso ideal luego de haberlo logrado.

1. *LA ALIMENTACIÓN*

Como ya he explicado anteriormente, para llegar al peso ideal yo considero que la nutrición ocupa un 90% de importancia, y el ejercicio el otro 10%. Es por eso que la alimentación no debe ser cambiada nunca a pesar de que ya no estés haciendo ejercicio. Tantas veces he escuchado cosas como esta: "Ya no me estoy tomando el batido de proteína porque no estoy entrenando". ¡Gente! Los batidos de proteína no se hicieron exclusivamente para llevarlos al gimnasio, se hicieron para (como su nombre lo dice) proveer proteínas cuando no se tiene a la mano un pedazo de pollo, carne, pescado o algún otro alimento que las contenga. Así que si no estás entrenando, entonces no te hagas el daño completo y sigue comiendo tal como cuando comenzaste a hacer todo al pie de la letra. Piensa que al comer cada tres horas estamos moviendo el famoso metabolismo, y esto a la vez ayuda a quemar grasa, que a su vez ayuda a mantener el peso aun sin estar ejercitándonos.

Ahora bien, si dejaste de ejercitarte pero ya no quieres seguir perdiendo peso y lo que deseas es mantenerte, entonces debes agregar carbohidratos diariamente en la comida numero tres (almuerzo), y en algunos casos también en la comida numero cinco (la cena). Esto para detener la pérdida de peso y mantenerte estable.

Si lo que quieres es seguir perdiendo peso aun sin ir a hacer ejercicio, la dieta no hay que cambiarla, todo lo contrario. Sigue adelante con la misma rutina de nutrición y esta será la mejor manera para continuar.

No me malentiendas, no estoy diciendo en ningún momento que el ejercicio no es importante porque no es así. Lo que quiero que entiendas con esto es que no se obtendrán resultados positivos ÚNICAMENTE haciendo ejercicio y aquí te resumo el por qué.

Si una persona que hace ejercicio y dieta deja lo primero pero sigue alimentándose bien, entonces sigue manteniendo su peso, e incluso puede llegar a perder más. Sin embargo, si sigue haciendo ejercicio, pero no cuide su alimentación, va a aumentar de peso aun haciendo ejercicio todos los días; por algo la famosa frase de "eres lo que comes"… si no, la frase diría "eres el ejercicio que haces", y no es así, ¿verdad?

De ahí que tantas personas sufren y se frustran porque su abdomen no se marca con los trecientos abdominales diarios que hacen. Claro que no se van a marcar si están reteniendo líquido con el exceso de sodio que consumen en las comidas; claro que no se van a marcar si no toman suficiente agua ni comen cada tres horas, es que ni haciendo mil abdominales diarios.

Por supuesto, el ejercicio tiene sus beneficios y aquí van.

2. *EL EJERCICIO*

El ejercicio funcional es aquel en el que entrenas tus músculos y al mismo tiempo haces ejercicio cardiovascular con movimientos que regularmente se hacen en la vida cotidiana, es decir, ejercicios sin pesas o máquinas; este fortalece el corazón al mismo tiempo que tonifica los músculos y, al fortalecer el corazón, mejora la circulación y de esta manera se oxigena mejor el cuerpo. Otros beneficios del ejercicio son los siguientes:

- Ayuda a reducir el estrés, ya que se liberan endorfinas, lo cual lleva a que nos sintamos bien después del ejercicio.

- Ayuda con el sistema inmunológico, ya que a través del sudor se eliminan toxinas y se limpia el organismo.

- Fortalece los huesos y las articulaciones.

- Disminuye la presión arterial.

- Mejora la calidad del sueño.

- Ayuda con la autoestima.

- Ayuda con la digestión de los alimentos evitando el estreñimiento.

- Previene la osteoporosis.

- Reduce la aparición de varices.

- Combate la diabetes.

- Y, por último, pero no menos importante, ¡mejora el rendimiento sexual! (Me encantaría saber, cuántos van a salir ya mismo a hacer ejercicio).

3. *LA AUTOESTIMA O EL AMOR PROPIO*

Comienza por mirarte en el espejo, tomarte fotos y mantener latente lo muy bien que te ves y que te sientes con tu nueva imagen, con tu nuevo cuerpo, para que el día que estés a punto de caer en la tentación ¡puedas ver lo mucho que te costó llegar adonde estás!

Una cosa es intentar algo ¡y otra es hacerlo! No lo intentes, ¡hazlo!

¿Cómo te sentirías si después de pasar una hora lavando tu carro llega un vecino y te salpica de barro? ¿Cómo te sentirías si después de salir a la calle con ropa limpia y recién planchada alguien accidentalmente te derrama encima una taza de café?

Piensa ahora si estas mismas situaciones fueran provocadas por ti y no por otra persona. ¿Verdad que no lo harías? ¿Verdad que jamás derramarías una copa de vino en un piso limpio recién fregado? Entonces, ¿por qué lo haces con tu cuerpo? ¿Por qué ensuciar lo que tanto esfuerzo te tomó limpiar? ¿Por qué echar a la basura algo tan hermosos que te costó tanto sacrificio? ¿Crees que vale la pena?

Eso es lo que debes pensar cada vez que estés a punto de entrar nuevamente a esa pesadilla llamada sobrepeso.

Roger Borges

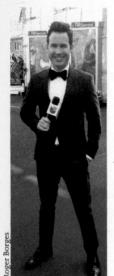

© Roger Borges

¡Mi gran dilema! ¿A quién no le gustan las hamburguesas, la comida frita y una palomilla con plátanos maduros fritos? A mí me encantan, y para empeorar la situación, como reportero de farándula y estilo de vida para Univision, ¡siempre me invitan a probar los restaurantes más exquisitos de la ciudad! Y ahí no termina porque los artistas también me invitan a sus casas para cocinarme. ¡Ay, ay, ay!

¿Cómo hacerlo sin pesar 200 libras y rodar como un barril, ya que solo mido 5 pies y 6 pulgadas? ¡De eso se encarga José Fernández!

A José lo conocí en las grabaciones de *Nuestra Belleza Latina*. Quedé impresionado con cómo le cambiaba los cuerpos a todas las concursantes, y yo dije, si ellas pueden ¡yo también! Organizamos una cita, yo solo quería que me indicara cómo cambiar mi alimentación, pero terminamos "entrenando", o sea destruyéndome en el *gym*.

De eso hace más de dos años y, gracias a él, he cambiado drásticamente mi físico. Antes de irme de vacaciones, es José quien me pone en forma. Me envía textos, me deja mensajes, llama a mis amistades... lo necesario para asegurarse de que alcance mi meta ¡para poder ponerme lo que sea en la playa! Gracias a José he llegado a tener mi *four-pack* y me falta un poquito para tener el *six-pack* porque con toda sinceridad, me encanta comer, ¡y comer y comer!

José me enseñó el buen balance para obtener los resultados que siempre he querido. Lo que más me preguntan los televidentes cuando me reconocen es... ¿cómo es que no estás gordo, si siempre te vemos comiendo? Siempre les digo, ¡gracias a José!

Nunca pensé que hacer ejercicios pudiera ser tan divertido, ¡es como estar en *high school* una vez más! José nos hace sudar la gota gorda, pero ¡cómo gozamos!

A José se lo puede describir como una persona luchadora, que poco a poco, con persistencia y humildad, está logrando uno a uno todos sus sueños. Para muchos José es el entrenador de las estrellas; para mí lo más importante es que se ha convertido en mi amigo.

CAPÍTULO 4

ENFERMEDADES "TRAMPOSAS"

Después de vivirlo en carne propia, de contarles cada una de las etapas personales y profesionales por las que he pasado, las transformaciones y los resultados, no me queda más que compartir mi conocimiento para que cada vez más personas creen conciencia de que la solución a sus enfermedades está al alcance de sus manos, de que sus cuerpos soñados no tienen que ser maltratados por un bisturí para llegar a ser esbeltos y, sobre todas las cosas, que nunca es tarde. Porque la salud que no cuidas hoy es la enfermedad que tendrás que cuidar mañana.

Este mundo de lo bello, de lo estético, de lo "bonito", nos ha llevado a caer en excesos sociales que lo único que están logrando es destruirnos, dañar nuestro verdadero propósito y finalmente caer en caminos sin retorno. Las enfermedades silenciosas que se apoderan de la inocencia de las personas que lo único que quieren es verse bien para sentirse mejor son el pan de cada día en la actualidad. Después del boom de que las niñas queriendo ser delgadas caían en trastornos alimenticios como la bulimia y la anorexia, han aparecido otros tipos de enfermedades silenciosas que nos están destruyendo. Y para poder combatirlas es indispensable conocerlas.

Potomanía: la adicción a beber agua

Aunque parezca increíble, el exceso de agua es una enfermedad. Todos sabemos que este líquido es fundamental, que es indispensable al momento de hacer una dieta, que los seres humanos no podríamos sobrevivir sin ella. Pero beberla en exceso puede llegar a ser fatal.

¿Y por qué bebemos agua?

Cuando bebemos agua el cuerpo se hidrata y elimina toxinas. Además, evitamos enfermedades. El agua es fundamental para el funcionamiento correcto de nuestros órganos, por eso escuchamos del agua en todas las recomendaciones nutricionales. Sin embargo, un abuso silencioso se está apoderando de muchas personas que creen que el agua es el camino para perder peso y mantenerse en forma. La potomanía consiste en tomar y tomar y tomar agua en cantidades enormes creando una falsa sensación de placer en la persona que lo hace; incluso dejan de comer por tomar agua. La potomanía es un grave trastorno que puede llegar a producir trastornos cerebrales e incluso la muerte. Una persona que padezca este trastorno puede llegar a tomarse hasta ocho litros de agua en un día; se puede generar una híper hidratación o intoxicación por el alto consumo de agua.

Cuando hablo del agua y la importancia de este líquido en la dieta y en la vida diaria, nunca recomiendo más de cuatro o cinco litros por día. Pasar este límite altera el equilibrio electrolítico y puede ocasionar grandes daños a nivel cardiovascular, renal y cerebral.

Drunkorexia: dejar de comer para beber

En la actualidad es muy común ver una inmensa cantidad de desórdenes alimenticios, todos con el mismo fin: lograr ser delgado. El desorden alimenticio conocido como drunkorexia viene de las ramificaciones de la bulimia y la anorexia. Es un trastorno que se caracteriza por dejar de comer para compensar las calorías extras que se han ingerido mediante bebidas alcohólicas.

Puede suceder en dos direcciones: dejar de comer porque se sabe que en la noche se va a beber alcohol o beber desmedidamente y después dejar de comer. Este comportamiento absolutamente dañino está siendo acogido por muchos jóvenes que saben la cantidad de calorías que contiene el alcohol y que de ninguna manera quieren subir de peso.

Las chicas que cuidan excesivamente su figura saben esto y como generalmente las adicciones y excesos están asociados a trastornos alimentarios, para remediar el aporte energético extra que le propiciaron a su cuerpo mediante el alcohol, realizan ayunos durante horas o apenas prueban bocado en todo el día. Es un círculo vicioso de nunca acabar porque no pueden ponerle un freno a su adicción ni a la necesidad imperiosa de estar delgadas.

Este tipo de obsesiones requiere de tratamiento médico y psicológico porque a largo plazo puede ser mortal.

Tengan en cuenta que cada organismo y metabolismo son diferentes. Con esto lo que quiero decir es que como hay personas de constitución delgada, también las habrá más gorditas y fornidas. Lo importante es resaltar que debemos saber, entendernos y querernos y aceptarnos sin caer en excesos.

Manorexia: trastornos alimenticios en los hombres

Si notas que la palabra "manorexia" rima con "anorexia", pues te cuento que ¡no estás lejos de la realidad! Estoy hablando exactamente de eso: anorexia en los hombres.

Es muy común escuchar que las mujeres padecen este tipo de trastornos... pero ¿y los hombres? ¿Qué ocurre con ellos? El hecho de ser del sexo masculino no exime de este tipo de enfermedades. Ahora, la manorexia es más común de lo que parece. ¿Y cómo puede llegar a esto un hombre?

De la misma forma en que empieza en las mujeres. Los hombres se sienten y se ven gordos cada vez que se miran en un espejo y luego de esto no paran de perder peso. Esta enfermedad es común entre los quince y los veintiséis años. En las mujeres tiende a empezar desde más jovencitas. Sin embargo, en los hombres es una enfermedad mucho más difícil de detectar. Las mujeres pueden pasar días enteros sin comer o vomitando todo lo que comen mientras que ellos son más reservados y tienden a obsesionarse con el gimnasio. La situación anoréxica del hombre es mucho más compleja que la de la mujer. Ellos son más reacios a aceptar su condición y a pedir ayuda; esto crea una atmósfera totalmente negativa frente a lo que puede ser el camino a la muerte

Ten mucho cuidado si ves en alguien que conoce los siguientes síntomas:

- Pérdida de apetito.

- Pérdida exagerada de peso.

- Obsesión por hacer ejercicio todo el tiempo.

- Fobia a engordar.

- Obsesión por el estado físico.

- Uso de pastillas para adelgazar.

- Uso de laxantes.

- Cansancio constante.

- Vómitos frecuentes.

- Cambios de humor repentinos.

- Obsesión por la perfección.

Este tipo de desórdenes se tiende a ver en profesionales que trabajan en los medios donde la imagen es un factor fundamental.

Comer súper saludable, ir al gimnasio, hacer mucho ejercicio para ganar masa muscular es el objetivo de muchas personas que quieren lucir un cuerpo marcado y saludable. Pero como dicen por ahí "todo en exceso es malo" y esta no es la excepción.

Vigorexia: obsesión por ganar masa muscular

Muy común en estos tiempos. La vigorexia es la obsesión por ganar masa muscular; pero cuando digo obsesión me refiero a hacerlo desmedidamente y sin control.

Cuando vemos competencias o personas que se dedican al fisicoculturismo, encontramos que son profesionales que se han dedicado a "esculpir su cuerpo" de forma controlada. Otra cosa muy diferente es hablar de las personas que, buscando perfección física, no salen del gimnasio y tienen una obsesión por definirse muscularmente.

La vigorexia afecta en su mayoría a hombres. Pero ojo, porque pueden llegar al punto de tener tanto volumen muscular que su anatomía pierde su forma original.

Síntomas:

- Pasar largas jornadas dentro de un centro deportivo o un gimnasio para conseguir un incremento exagerado de los músculos.

- Usar esteroides anabólicos.

- Llevar una alimentación desequilibrada.

- Sobrepasar las 10.000 calorías.

- Eliminar el consumo de grasas.

- Consumo exagerado de barras energéticas, gran cantidad de carne, huevos crudos y lácteos desnatados.

Esta forma de vida genera un cambio nocivo en el organismo de la persona que lo practica a tal punto de crear cánceres y, por supuesto, puede llegar a producir la muerte.

Ortorexia: obsesión por consumir sólo comida sana

¡Así es! Comer en exceso saludablemente es también un desorden alimenticio. Recuerden que se trata de balances, de aprender qué es saludable, qué nutrientes necesitamos y cuál es la manera correcta de ingerirlos para no incurrir en excesos.

Preocuparnos por nuestra alimentación está muy bien. Querer llevar un estilo de vida saludable es mucho mejor, pero cuando este comportamiento se convierte en una obsesión, a esto es a lo que se lo denomina ortorexia.

El culto al cuerpo, el miedo a la comida tratada con productos artificiales, son algunos de los factores que influyeron en la creación de este desorden alimenticio que silenciosamente cada vez tiene más víctimas.

La ortorexia tiene características muy marcadas, como por ejemplo, consumir solamente comida:

- Orgánica.

- Vegetal.

- Sin conservantes.

- Sin grasas.

- No se consume carnes.

- Sólo se comen frutas o alimentos crudos.

¿Y cómo se prepara esta comida? Los alimentos deben ser cortados con utensilios de cerámica o madera, además de que tienen sus normas para poder usarlos dependiendo del tipo de alimento.

A las personas ortoréxicas no les importa qué tan lejos tienen que ir con tal de adquirir los alimentos que desean pagando por ellos muchísimo más que por los que se consiguen en un supermercado normal.

Mucho cuidado que si un ortorexico no encuentra los alimentos que está buscando prefiere ayunar, antes que consumir otra cosa.

Entonces ya sabes, si ves estos comportamientos en otras personas o en ti, ten mucho cuidado porque podría tratarse de una enfermedad "tramposa".

TESTIMONIO

Adamari López

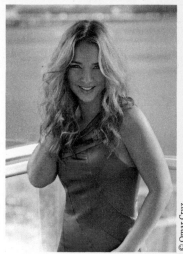

© Omar Cruz

José: Recuerdo estar grabando una novela, próxima a regresar a Miami. Llevaba un año sin entrenar y estaba buscando un entrenador que me pusiera en cintura. Llegó la recomendación de alguien a quien quiero, admiro y respeto, una mujer bella en todos los aspectos que siempre me ha brindado su amistad y su cariño, además de sabios consejos: Giselle Blondet. Ella entrenaba contigo, José, y se veía más espectacular cada día. Entonces me dije: "Quiero estar igual", y la llamé para que me dijera el secreto. El secreto se llamaba José Fernández, entrenador, nutricionista, boricua, discreto, buena gente y profesional.

Corrí a llamarte desde México para hacer una cita contigo tan pronto pisara Miami, no tenía tiempo que perder. Me hacía falta hacer ejercicios, alimentarme bien, rebajar unas libritas y cuidarme más. Después de haber pasado por un cáncer tenía que buscar a alguien que me entrenara pero que entendiera por lo que había pasado y me entrenara según mis necesidades y limitaciones. Tú me has hecho tomarle el gusto al ejercicio, disfruto entrenar contigo aunque sufro con los ejercicios porque "abusas" de mí. Has hecho que mi cuerpo cambie, has logrado mejorar mi resistencia, tonificar mis músculos, abdomen, brazos, espalda y, a la misma vez, HACES QUE ME DIVIERTA. Ojalá todos puedan disfrutar de tus destrezas para que sepan que se puede hacer ejercicios, aprender a comer bien y divertirse a la vez. TE QUIERO Y ESPERO QUE SIEMPRE TENGAS ÉXITO Y MUCHA GENTE PARA ENTRENAR.

CAPÍTULO 5

EL SOBREPESO
Y LA OBESIDAD

Este tema es muy complicado de comenzar a tratar, pues existen tantas maneras para "supuestamente" medir el porcentaje de grasa en el cuerpo, que quiero ser muy cuidadoso al momento de explicar la diferencia que existe entre el sobrepeso y la obesidad.

Comienzo por aclarar que el sobrepeso está considerado como un exceso de peso o grasa que apenas afecta varias partes o condiciones físicas de una persona. Mientras que la obesidad es el exceso de grasa que incluso lleva a una a persona a tener problemas de salud, tales como hipertensión, colesterol, altos triglicéridos, problemas cardio-vasculares, cáncer y por último la muerte.

No crean que estoy exagerando, pues es precisamente la obesidad la causa numero de uno de muerte en Estados Unidos. En otras palabras, y para explicarme mejor, el sobrepeso es apenas el primer nivel al que se llega por una mala alimentación, pero la obesidad es el punto al que jamás deberíamos permitirnos llegar, pues es ahí cuando se hace más difícil evitar todas las enfermedades mencionadas anteriormente. No quiero decir con esto que está bien tener sobrepeso, lo que quiero decir es que si estás en esa etapa, no permitas que el problema (y el peso) siga aumentando.

Ahora bien, existen de igual manera dos clases de obesidad: la obesidad clínica y la extrema; comencemos con la primera. Es interesante ver cómo muchas de la personas que vienen a verme no lo pueden creer cuando les digo que su porcentaje de grasa es el de una persona con obesidad clínica; pues existe una mala idea o percepción de que el obeso es aquel que pesa 400 libras y no puede casi ni caminar. ¡Pues no! Una persona que tiene un porcentaje de grasa de más de 38, puede incluso lucir muy bien físicamente y ya estar sufriendo de obesidad clínica.

A diferencia de la primera, la obesidad extrema es precisamente aquella en la que la persona ya supera el 50%, es decir, la mitad o más de su cuerpo es grasa. Existen 7 mil millones de personas en el mundo, de las cuales aproximadamente 2.300 millones sufren de sobrepeso y 700 millones de obesidad. Para que tengas una idea, esos últimos son el equivalente a la población de Estados Unidos, México, Centroamérica y Suramérica, todos juntos.

Creo que aprendiendo esta cifra debemos comenzar a ocuparnos más por nuestra salud, ¿no te parece?

Ahora bien, al comienzo te mencioné las maneras que existen para "supuestamente" medir la grasa corporal, y quiero dejar esto bien claro. Existen varios métodos como el compás de calibre (*calipers*), los láser, los calibradores y la bioimpedancia, las ecuaciones en Internet en las que pones tu altura y peso y milagrosamente ellos te dicen cuánto tienes que bajar de peso, y la gran y única famosa tabla que dice que un hombre de mi altura (5 pies y 10 pulgadas) con 187 libras de peso tiene un sobrepeso de 20 libras; ellos ni me conocen, no me han visto ni me han calibrado nada, pero "la tabla" ya me advirtió que tengo que perder 20 libras de peso.

Cuando vi esto me fui a Internet y puse mi peso en la ecuación que indica que el índice de masa corporal es igual al peso corporal dividido por la estatura en metros al cuadrado… y ellos me dijeron que mi porcentaje de grasa era de 26,9 % y en letras rojas me decía bien grande: ¡SOBREPESO! No sabía si llorar o reírme, pero antes de eso fui a hacerme la prueba con la máquina que yo uso marca Futrex, la cual considero altamente confiable. Por supuesto sé que no todas las personas tienen acceso a ella, pero lo que no puedo permitir es que mi gente piense que poner su peso y su talla en una página en Internet le servirá para que le digan cuál es su estado de salud. Y como era de esperarse, al medir mi porcentaje de grasa con la máquina que les acabo de mencionar, salió que tengo 14,1% de grasa corporal.

Aún así quise comprobar con la que es 100% exacta y más confiable, así que fui a hacerme la prueba de peso hidrostático. Es incómoda y costosa pues consiste en estar debajo del agua ya que allí la grasa es menos densa y la máquina puede saber exactamente cuántas libras de tu cuerpo son grasa. El resultado fue 13,8%, una cifra muy cercana a la que había arrojado la máquina Futrex, que es con la que yo trabajo.

Sin duda, las pruebas más confiables para medir el porcentaje de grasa son la máquina marca Futrex y la prueba hidrostática que se hace en las universidades en un tanque de agua. Pero soy consciente de lo difícil e inaccesible de estas, por lo que recomiendo que veas a un buen entrenador o nutricionista experimentado en el uso del compás de calibre (o *caliper*) que puede darte una muy buena idea del porcentaje de grasa que tienes. Aunque no es 100% exacto, sí es confiable.

Aquí te doy otro ejemplo para que veas que "el peso" como tal no es el problema. Tu peso no te dice realmente cuántas libras de grasa tienes en tu cuerpo, y esa es la medida que te ofrece la famosa tabla que yo considero altamente "engañosa", y pasaré a explicar por qué.

Tenemos dos hombres de treinta y cinco años. Uno pesa 187 libras y mide 5 pies y 10 pulgadas; al mirar la tabla seguramente esta dirá que tiene un sobrepeso de 20 libras. El otro hombre que también mide 5 pies y 10 pulgadas tiene un peso de 170 libras; por supuesto la tabla dirá que el hombre #2 está en el peso ideal. Sin embargo, cuando vemos personalmente a ambos hombres, el #1 (de 187 libras) tiene una cintura de 32 pulgadas y solo 14% de grasa y una salud envidiable; mientras que el hombre #2 (que

aparentemente tiene el peso ideal según la tabla) tiene un porcentaje de grasa de 34%, su cintura es de 38 pulgadas y padece de alta
presión, colesterol y diabetes. Es decir, a pesar de que la tabla lo
considera estar en un peso "ideal", ese hombre tiene fuertes problemas de salud.

La respuesta es muy simple y es que el hombre #1 tiene mayor
peso pero ese viene de sus músculos, no de grasa, mientras que el
hombre #2 tiene menos peso ante la báscula pero por dentro está
lleno de grasa y es por eso que está padeciendo de todas estas enfermedades.

Esto significa que nosotros podemos perder grasa de nuestro
cuerpo, pero al mismo tiempo crear masa muscular. Cuando nos
pesemos no habremos bajado "nada" de peso, supuestamente,
pero al mismo tiempo no nos explicamos por qué la ropa ya no
nos queda tan apretada.

Mi gente, tenemos que dejar de depender de una pesa o báscula, pues esta no refleja la realidad de lo que estamos padeciendo
por dentro, y puede llegar a decepcionar tanto a alguien en su
meta por perder peso que es ahí donde termina saboteándose a sí
mismo creyendo que para estar "saludable" y "en forma", es la
báscula la que lo debe confirmar, ¡y no es así!

Cuando aprendemos a comer cada tres horas las cantidades co-
rrectas, esto hace que aceleremos el metabolismo, pero además la
ingesta de proteína ayuda a crear masa muscular; y es en este proceso en el que tú puedes perder 5 libras de grasa (que equivale a
dos ladrillos), pero al mismo tiempo puedes ganar 5 libras de
músculo (que equivale a un ladrillo). O sea, estarías pesando casi
lo mismo, pero cambiaste grasa por músculo y comienzas a no-
tarlo en tu ropa. Es por eso que NO puedes dejarte llevar ni por la
báscula, ni por la dichosa tabla.

Lamentablemente muchas personas están desesperadas por
perder peso y no les importa perder músculo en lugar de grasa.
Entonces dejan de comer o hacen esas dietas "milagrosas" que ya
tanto he mencionado y que son absolutamente desastrosas, y que
lo único que logran es que cuando recuperen el peso, en ocasiones lo hagan el doble, y terminen con más sobrepeso del que te-

nían antes de esa última dieta. Aquí comparto un ejemplo de la diferencia entre perder 20 libras de grasa y 20 libras de músculo:

Dos mujeres pesan 150 libras y tienen un porcentaje de grasa de 25%. Una de ellas pierde 20 libras de grasa y la otra pierde 20 libras de músculo. ¿La diferencia? Aparentemente ninguna, pues ambas terminan pesando 130 libras.

La mujer #1 termina con 18% de grasa en su cuerpo mientras que la #2 lo hace con 31%. Como puedes ver, la mujer que perdió las 20 libras de músculo tendrá que comenzar ahora una rutina en el gimnasio para recuperar todo el músculo que perdió, mientras que la otra está mucho más tonificada y saludable, ya que perdió grasa porque lo hizo comiendo y alimentándose bien.

Los gemelos (Christian y Juan Carlos)

Nuestros nombres son Christian y Juan Carlos. Somos hermanos gemelos y este es nuestro testimonio de cómo José Fernández ha transformado nuestras vidas.

A los diecinueve años, fuimos víctimas de la anorexia. Mucha gente ignorante piensa que las víctimas de la anorexia son solo las personas delgadas con problemas de imagen corporal que pierden cantidades sustanciales de peso, pero ese no fue nuestro caso. La anorexia puede ser definida de muchas maneras diferentes, y puede surgir por muchas causas. Se describe como una combinación de diferentes emociones, sobre todo, al hacer frente a la falta de control en la vida, donde hay un momento en que la enfermedad se convierte en la vida de la persona, como nos pasó a nosotros.

Es curioso observar que, a pesar de que somos dos seres independientes, fuimos víctimas de esto al mismo tiempo. La gente nos pregunta las razones, pero hasta el día de hoy todavía no las sabemos.

Tal vez esa es la ley de la atracción entre los gemelos, pero quién sabe.

Esta enfermedad no solo nos separó a nosotros, sino a nuestra familia. La forma en que podemos describirlo es como una especie de frustración ante la vida, es decir, ante todo el mundo y todo lo que nos rodeaba. Sentíamos que no teníamos el control sobre nuestra propia vida, por lo tanto, lo único que podíamos controlar era la ingesta de alimentos. Si lo piensas bien, probablemente la única cosa en la vida que se puede controlar totalmente es lo que te metes a la boca.

Hubo un momento en que no fuimos capaces de soportar la compañía del otro, ambos decidimos separarnos para recibir el tratamiento adecuado. Christian se quedó en Miami y yo, Juan Carlos, fui enviado a un programa de hospitalización en Nueva Orleans, Louisiana. Estuvimos separados por seis meses. En este período fue cuando José llegó a nuestras vidas. Christian fue el primero en conocer a José, porque se quedó en Miami. No fue hasta seis meses después, cuando mi familia fue a sacarme del hospital, que me di cuenta de cuánto había cambiado Christian. Nos sentamos a hablar y él me animó a conocer a José. Después de todos los medicamentos que me recetaron en el hospital, no fue hasta que conocí a José que me di cuenta de que lo que necesitaba desde el principio era su guía. Él era el único individuo al que no me resistía a recibir orientación.

Es difícil expresar lo que sentimos Christian y yo acerca de la oportunidad que nos dio la vida al conocer a José. Podemos asegurar que él fue y siempre será un milagro para nosotros. Como dice Christian: "Le debo todo lo que soy a José". En mi caso, estoy profundamente en deuda con él, porque nos enseñó a mi hermano y a mí cómo lograr un gran cuerpo creyendo en nosotros mismos, disfrutando de un estilo de vida sano y equilibrado. Más que un entrenador, José es como un hermano para nosotros. Además, hubo algunos momentos en los que nuestro presupuesto era ajustado y José siempre estaba dispuesto a entrenarnos sin ningún cargo, algo que hacen muy pocas personas hoy en día.

José Fernández nos hizo los hombres que hoy somos. Él nos enseñó a creer en el poder de nuestra mente y cuerpo. Dios sabe dónde podríamos haber terminado si no hubiera aparecido José en nuestras vidas. Por lo tanto, estamos seguros de que el conocimiento de José acerca de cómo lograr un cuerpo sano supera cualquier tipo de tratamiento médico que seguimos en el pasado. En resumen, podemos decir muchas cosas de nuestra experiencia con José, pero no hay nada mejor que la que expresamos de forma concisa. Esta es nuestra historia. En nuestro caso, José fue la píldora mágica que nos salvó de la anorexia. Por lo tanto, le recomendamos su orientación sin reservas a cualquiera, sin importar su edad o condición.

Te queremos hermano.

CAPÍTULO 6

NUTRICIÓN

Si me preguntaran cuál es la palabra que más escucho a diario les diría sin pensarlo dos veces que es la palabra "dieta".

Ah, pero no viene sola, no señores. Esa palabrita viene acompañada de unas cuantas, que juntas hacen maravillas como estas: "Mañana comienzo la dieta", "No puedo comer eso porque estoy a dieta", "No estoy comiendo arroz porque estoy a dieta", "Acabo de romper la dieta"... ¿Te suena algunas de estas frases? Seguro que sí.

¿No crees que esa palabra provoca un efecto inmediato de negatividad? Es decir, es una palabra que implica sacrificio, sufrimiento, aislamiento, mal genio (por no decirlo de otra manera más boricua) y un sinnúmero de sentimientos que te llevan casi automáticamente a interrumpir la famosa "dieta" en el momento menos pensado. Y es que cuando se habla de "dieta" comenzamos por la eliminación: eliminación de amigos, eliminación de fiestas, eliminación de carbohidratos (esta es la más común). La gente que comienza una dieta se aísla porque tienen un temor constante de romperla.

Y esa es precisamente una de las principales razones por las que las personas que hacen dieta normalmente recuperan luego el peso

que perdieron e incluso hay algunos que ganan más peso del que
tenían antes. Porque estuvieron tantos días "sacrificándose", estuvieron tantos días "reprimidos", con ganas de comer y no poder
porque estaban a dieta, que cuando logran su objetivo comienzan
a "desquitarse" y se comen todo aquello que no pudieron en el
tiempo del suplicio, en el tiempo de ese prolongado vía crucis llamado "dieta".

¡No señores! Alimentarse bien no tiene por qué ser motivo de
esfuerzo ni sacrificio. Alimentarse bien TIENE que ser un motivo
de alegría, de satisfacción. Es como cuando lavas tu carro, cuando
te pones una ropa limpia cada día, como cuando te bañas. Así
mismo debe ser tu buena alimentación, algo tan natural y positivo
que lo haces casi sin pensar. Ahí es donde quiero que todos lleguen, mi gente. Aquí la idea no es dejar de comer, es aprender a
comer y eso es lo que a continuación te voy a enseñar.

Pero antes quiero ahondar un poco más en lo que son las dietas y el efecto "yoyó" que ellas provocan, para que así sí te sientas
identificado y entonces comiences el paso al estado ideal, a alimentarte bien como hábito, no como sacrificio.

Las dietas malas provocan el efecto yoyó

Mucho cuidado que cuando se está en un trastorno o desorden
alimenticio se puede incurrir en la dieta yoyó. ¿Cómo ocurre?

Para empezar debemos tener en claro que se le llama "dieta
yoyó" a adelgazar y volver a ganar peso rápidamente. En otras palabras, perder peso haciendo dietas equivocadas pero con rápidos
resultados, volver a ganar el peso perdido comiendo como antes,
volver a adelgazar, volver a ganar peso, de nuevo la dieta, otra vez
adelgazar y después engordar más todavía. Esto a lo largo de varios años provoca lo que llamamos el efecto yoyó, que es el origen
del sobrepeso y la obesidad. Sin duda alguna los resultados de
estas dietas a la hora de perder peso son sorprendentes pero deli-
cadísimos para la salud.

¿Y de qué te sirve estar bonito si te vas a sentir enfermo?

Como resultado obtenemos momentos de alegría y satisfacción

pero luego nos sentimos tristes, desilusionados y deprimidos al ver que aumentamos el doble de lo que pesábamos antes de perder peso y, como si fuera poco, nuestra salud se encuentra cada vez más deteriorada. En estos casos no solo nuestro cuerpo será como un yoyó sino que nuestro estado de ánimo estará igual de arriba para abajo y viceversa.

El efecto yoyó va empeorando. Es un círculo vicioso que se vuelve más y más peligroso y perjudicial. En cada intento en el que se pierde peso y luego se gana, se aumenta más, obligando a seguir una dieta aún más severa que la anterior la próxima vez. En vez de lograr el efecto deseado, si una persona cae en este círculo vicioso lo que puede conseguir es que su cuerpo cree la plataforma para llegar a la obesidad.

Los efectos de las dietas yoyó

- Se acortan los años de vida.

- El colesterol "bueno" baja. Este colesterol es el que protege de las enfermedades cardiovasculares, como infartos, aumentando así el riesgo de padecerlas.

- Aparición de cuadros depresivos.

- El peso que se gana es más difícil de perder ya que el metabolismo se ve seriamente afectado al cambiar tan agresivamente los hábitos alimenticios.

- Camino lento pero seguro a la obesidad.

Las dietas yoyó son una salida de emergencia que deja a un lado lo más importante al momento de hacer una dieta: SABER NUTRIRSE. Ten en cuenta que este tipo de dietas son una irresponsabilidad con el cuerpo y la salud.

Ya teniendo claro este asunto de las "dietas" (espero que así sea) paso entonces a compartir contigo lo que yo hablo con mi gente y las preguntas más importantes que les hago cuando vienen a verme, pues a partir de ahí tengo las bases para darles paso a paso la nutrición necesaria. Quiero ser muy reiterativo en esto: cada persona es totalmente individual, aquí no es cuestión de "paquetes" ni de sacarle fotocopia a la dieta de Marta para dársela a Ramona. ¡Nada de eso! Mi gente, Marta no puede hacer la dieta de Ramona porque quizás una de ellas es diabética y la otra no, o quizás una de ellas tiene más masa muscular que la otra, y muy posiblemente una de ellas necesite perder más grasa que la otra. Estoy completamente seguro de que ni siquiera se levantan a la misma hora —por supuesto, eso es lo menos importante, pero quiero con esto crear conciencia de la individualidad con la que debes tratar tu caso. No te desesperes y comiences a autodiagnosticarte. No se hace la dieta, ni tampoco la nutrición que hace el vecino o la compañera del trabajo. Sí, ya sé, eso siempre se los digo y quizás para algunos ya estoy como una mamá regañona, pero no me importa, sé que hacerlo vale la pena. Aquí están las preguntas esenciales que debes hacerte antes de comenzar tu cambio.

¿A QUÉ HORA TE LEVANTAS?

Esta es una información primordial para comenzar una nutrición, pues hay quienes no tienen tiempo para desayunar en su casa y tienen que hacerlo en sus lugares de trabajo. Al responder esta pregunta, yo puedo determinar si desde la hora en que te levantas hasta que sales de tu casa cuentas con el tiempo necesario para comer correctamente.

¿A QUÉ TE DEDICAS?

Aunque no lo creas, esto determina mucho la manera en que comenzarás a cambiar tu estilo de alimentación de ahora en adelante, pues muchas de las personas que sufren de mala alimentación lo hacen porque no trabajan en un lugar en el que les resulte fácil seguir un plan alimenticio, y ni qué hablar de la "quietud" que se maneja en algunos de estos sitios.

Por ejemplo, a una persona que trabaja en una oficina en la que cuenta con los implementos necesarios como una nevera y un horno microondas para conservar y calentar sus alimentos, una cafetería en la que puede sentarse plácidamente a disfrutar de su comida, no puedo compararla con alguien que trabaja manejando un auto durante todo el día y escasamente puede comerse algo comprado por una de esas famosas ventanitas e írselo comiendo dentro del mismo carro en el que ya lleva ocho horas trabajando.

¿A QUÉ HORA SALES DE TU CASA?

Aún me sorprendo al ver cómo hay tantas personas que tienen tiempo solo para tomarse un café y salir corriendo de su casa sin haber comido nada... Y es que en un país en el que se trabaja tanto, yo entiendo que a veces hay que escoger entre diez minutos más de sueño o diez minutos para desayunar, y no crean que los culpo, nada de eso. Yo también preferiría dormir un ratito más, e incluso, para hacerlo, dejo la ropa lista al lado de mi cama desde la noche anterior para salir "volando". Pero qué va, créeme que ese desayunito nutritivo antes de llegar al trabajo te va a dar más energía que diez minutos más de sueño.

¿PUEDES DESAYUNAR EN TU TRABAJO O TOMAR MERIENDA DE MEDIA MAÑANA?

Volvemos a lo mismo; entiendo perfectamente que por mucho que lo intentes, no tienes tiempo para desayunar en casa, pero sí lo puedes hacer en tu trabajo.

También hay algunos a los que les pasa todo lo contrario y en cuanto salen de sus casas, la hora del almuerzo es casi como una lotería, pues no se sabe nunca cuándo llegará. Y es ahí cuando podemos negociar y dejar la parte fuerte para el trabajo. Pero antes de salir de tu casa, por favor, por nada del mundo vuelvas a hacerlo después de haberte tomado solamente una taza de café; esto es sencillamente INACEPTABLE.

¿A QUÉ HORA ES EL ALMUERZO EN TU TRABAJO?

Atención que esta es bastante buena. Tengo gente que trabaja en hospitales en el turno de la noche, para los cuales su hora de "almuerzo" quizás sea a la 1 de la mañana y no de la tarde, pero eso no quiere decir que en lugar de almorzar, entonces se comerán un "yogurcito".

¡No señor! Ningún yogurcito. Es que lo que importa aquí es que el cuerpo de estas personas está en total funcionamiento a esa hora y merece su comida normal, aunque la vecina suya que trabaja en una oficina de contaduría a esa hora esté durmiendo, pues ella ya vivió el día que para el trabajador nocturno apenas está comenzando.

Recuerda lo que te dije en el capítulo 2 acerca de que "cada persona es un mundo". Si tu día comienza a las 3 p.m. porque a esa hora te levantas, pues entonces a esa hora es que debes desayunar. Déjame aclararte algo: el "desayuno" no se llama así por que se consume en la mañana. No, el desayuno se llama así porque, como su nombre lo indica, es la primera comida del día, a la hora que termina el "ayuno"… ¿está claro?

¿A QUÉ HORA SALES DEL TRABAJO?

La hora en que salgas de tu trabajo determina que no pases más de tres horas sin echarle algo al estómago. Conozco muchísima gente que después de almorzar ya no vuelve a comer nada el resto del día y entonces llega a la casa a devorarse todo lo que hay en la nevera. Incluso hay algunos que ni siquiera alcanzan a llegar a sus casas para comer porque el hambre es tan intenso que prefieren parar en la ventanita aquella donde venden por solo 40 centavos de dólar una comida llena de grasa, carbohidratos y azúcares (¿te suena?).

Si tú trabajas en uno de esos sitios en los que a la gente no le dan tiempo ni para ir al baño, existen productos saludables ricos en proteínas que ayudarán a seguir moviendo tu metabolismo y, lo que es mejor, te ayudarán a que no tengas problemas con tus jefes.

¿A QUÉ HORA TE ACUESTAS?

Si las preguntas anteriores son importantes, esta es la más definitiva. Existe una rara y equivocada idea de que la gente no debe comer antes de acostarse. Es lógico que antes de irte a la cama no te vas a comer un plato de pollo con arroz y gandules, ni unos frijoles con chicharrón, ni te vas a comer una hamburguesa con papas fritas (es más, esto no deberías comerlo ni antes de ir a la cama ni nunca, pero ese es otro tema).

Jamás debes irte a la cama con el estomago vacío. Recuerda que la idea no es aguantar el hambre, la idea no es sacrificarte ni pasarla mal. ¿Recuerdas la palabra aquella… "dieta"? Pues aquí no se trata de eso, se trata de comer cada tres horas y de comer una proteína baja en sodio y en azúcar que te ayudará a crear masa muscular mientras duermes y te evitará un montón de pesadillas.

Manos a la obra
PROTEÍNAS

Por lo general, al momento de comenzar a hablar de nutrición, el protagonista principal es la proteína. Pero ¿qué es la proteína y por qué es tan importante? Las proteínas son macromoléculas formadas por cadenas lineales de aminoácidos que desempeñan un papel fundamental para la vida y son las biomoléculas más versátiles y más diversas. Son imprescindibles para el crecimiento del organismo pues realizan una enorme cantidad de funciones diferentes. Ahora bien, en palabras más simples, la proteína es aquella que hace que mientras duermes se restablezcan las fibras del músculo dañadas por el ejercicio. Algunas personas piensan que el músculo es como un globo vacío al cual llenamos de aire para que luzca "inflado", pero no es así. Al hacer ejercicio lo que el músculo sufre es un rompimiento que precisamente se compensa y se restablece gracias a la proteína, esa misma que está compuesta por aminoácidos. Se los voy a explicar de la misma manera en que me lo enseñaron a mí desde el primer día.

El aminoácido es como si fuera un pequeño trabajador de la construcción que llega con su paleta y su cemento para pasarlo por aquellos músculos que están dañados, que están rotos, y de esta manera rellenarlos para que se sigan reproduciendo y lograr así la masa muscular que es el objetivo final. De ahí la insistencia de los expertos en nutrición en recomendar siempre los famosos batidos de proteínas, barras de proteínas o alimentos ricos en proteínas.

Las proteínas se encuentran en alimentos tales como la clara de huevo, el atún, la carne, el pollo, el pescado, el pavo y el tofu.

También son ricos en proteína vegetal los lácteos, los frijoles, las nueces, las legumbres, los frutos secos, las semillas, la quínoa, la levadura de cerveza; pero hay que tener en cuenta que estos productos no tienen los aminoácidos necesarios que sí tiene la proteína animal. (Los lácteos, pese a que son derivados de los animales, son considerados proteína vegetal).

Existe muy mala información referente al tema de la proteína, y la quiero compartir aquí porque muchísimas de mis clientas le tienen un miedo horrible a la proteína. La asocian con grandes músculos y por lo general me dicen que ellas no se quieren poner como "esas fisicoculturistas de concursos", o hay quienes me dicen que no se la toman porque no quieren verse como Madonna.

Pues bien, Madonna no se ve así porque consume proteínas, ella se ve así porque pasa horas en el gimnasio, porque lleva años de disciplina entrenando, haciendo yoga, Pilates, *bootcamp*, es decir, ella vive para eso. Pero no quiere decir que porque aumentes la cantidad de proteínas que consumes, así por arte de magia un lunes te vas a despertar llena de músculos como Madonna.

Ese nivel se alcanza por decisión propia, con mucho entrenamiento, pero si le seguimos huyendo a la ingesta de proteínas, entonces nos vamos a convertir en lo que tanto menciono y que nadie quiere y es en el típico flaco grasoso. Por ejemplo, existen miles de personas que creen que beberse un batido de proteínas es exclusivo de personas que hacen mucho ejercicio. Ellos piensan que si beben un batido y no van al gimnasio van a engordar y no es así. Para que tengan una idea, un batido de proteínas equivale a comerse una porción de pollo, pescado, carne, etc. y provoca en el organismo los mismos efectos, con la diferencia de que los batidos no contienen ingredientes animales.

Ahora bien, tenemos que saber elegir el tipo de batido que vamos a consumir, por supuesto. Al igual que cualquier suplemento, hay que buscar el que se adapte a nuestras necesidades, y si lo que queremos es perder peso entonces el batido debe tener un máximo de 3 gramos de azúcar por porción y cero carbohidrato.

Si necesitas aumentar de peso, existe un Weight Gainer (ganador de peso) que no es precisamente un batido de proteínas sino un suplemento alimenticio que en muchas oportunidades se confunde con el batido, y es ahí cuando las personas dicen que "los batidos engordan". Este suplemento por lo general debe contener 80 gramos de carbohidratos como mínimo, 20 gramos de azúcar y 20 gramos de proteínas por porción.

Como pueden ver, aquí el malo (como siempre) no es el producto, sino la manera en que lo administramos.

LOS FAMOSOS Y TEMIDOS CARBOHIDRATOS

Hay quienes se empeñan en tratar a estos pobres chicos (los carbohidratos) como si fueran los malos de la película, como si fueran los culpables de todos nuestros problemas de sobrepeso. Hay quienes incluso se atreven a eliminarlos totalmente de su alimentación diaria y se sienten tan felices de haber perdido 20 libras de peso desde que ya no comen carbohidratos. ¡No! Están cometiendo una terrible injusticia y yo vengo hoy a luchar por los derechos de los carbohidratos.

Para empezar, debemos saber que el carbohidrato es uno de los principales componentes de la dieta y son una categoría de alimentos que abarca azúcares, almidones y fibra. La principal función de los carbohidratos es suministrarle energía al cuerpo, especialmente al cerebro y al sistema nervioso. Una enzima llamada amilasa ayuda a descomponer los carbohidratos en glucosa (azúcar en la sangre), la cual se usa como fuente de energía por parte del cuerpo.

Existen dos clases de carbohidratos: los simples, o de rápida asimilación, como los dulces (galletas, chocolates, mermeladas, postres, etc.) y los complejos, o de lenta asimilación, como los cereales integrales, las verduras y frutas frescas, los lácteos, las legumbres, el arroz, el pan, la pita, las tortillas de maíz, la pasta, la papa, la yuca o boniato y el maíz.

En el capítulo 2 explicaba por qué no debes comer carbohidratos en las horas de la noche y aquí entonces de nuevo quiero insistir en la importancia de hacerlo para comenzar el día, pues es algo así como la gasolina que tu cuerpo necesita. Por eso es que me quedo paralizado cuando escucho entrenadores recomendarle a sus clientes que antes de ir al gimnasio en la mañana no coman nada para que así su grasa se queme más fácil… ¡Ja! Lo que tienen quemado es el cerebro.

Yo les anticipé que venía en defensa de los carbohidratos y eso es lo que haré, pues aquí la culpa no es del plato de arroz, la culpa es tuya si te la comes antes de irte a dormir.

Claro que puedes comerte una papa asada en el desayuno, y luego irte al gimnasio, y aquí te haré una pregunta bien sencilla: si vas a salir a correr, ¿con qué zapatos lo harías? ¿Con tenis o con chancletas? (Espero por favor que tu respuesta haya sido la primera). ¡Claro que sí! Si corres con tenis vas a sentirte más fuerte, cómodo, competitivo. Pues lo mismo pasa si sales de tu casa ya sea a ejercitarte o a trabajar habiendo desayunado correctamente.

Y es que el carbohidrato en la mañana hace las veces de "gasolina" en tu cuerpo, es decir, es el alimento que te inyecta de energía para comenzar el día y es precisamente a esa hora que se debe consumir, debido a que tienes el resto de la jornada para quemarlo.

Sin embargo, si lo consumes en la noche, poco antes de ir a acostarte, entonces creará un efecto negativo, pues al no tener el tiempo suficiente para quemarlo, el azúcar que libera el carbohidrato al llegar al intestino delgado, se acumula convirtiéndose en grasa.

LAS GRASAS

¡Ojo! Visualmente esta palabra parece que dijera "gracias" y aunque no lo creas, tenemos mucho (o todo) que agradecerle a la grasa. Pues es la grasa el ingrediente esencial del ser humano, la vida misma sería imposible sin la grasa. Más del 60% del peso seco del cerebro es grasa... así que aprovecho para dar "gracias a las grasas".

Esta es otra "Cenicienta" a la que miramos con malos ojos; también es víctima de desprecios y de malos entendidos. Aquí paso a explicar por qué.

Empecemos por revisar las diferentes grasas que existen y cuáles son más dañinas que otras. Está la grasa saturada que es la que va directamente al corazón (y no para enamorarte precisamente). Esta es la responsables de la aparición del colesterol y de los problemas de circulación; la mayoría de estas grasas se obtienen de alimentos de origen animal (leche, carne y derivados sin desnatar como quesos y yogures).

Por otro lado, las grasas monoinsaturadas reducen las grasas malas e incrementan las buenas en la sangre. También ayudan a controlar los niveles de azúcar en la sangre. Un ejemplo de estas grasas son el aceite de oliva y el de cacahuate.

Ahora pasemos a la grasa más conocida, más popular y la que más se consume por niños y adultos, que es la grasa poliinsaturada que reduce el nivel de ambos tipos de colesterol (bueno y malo). El ácido graso omega-3 (aceite de pescado) es una grasa poliinsaturada que se encuentra en la comida marina, especialmente en los pescados con tejido graso. Los frutos de mar son más bajos en grasas saturadas que la carne de res. Estas grasas deben estar presentes en la dieta porque el cuerpo no puede producirlas. Están presentes en los aceites de girasol y de soya.

LAS GRASAS TRANS

Ya que hablamos de las grasas menos malas, aquí vengo con todo a atacar a estas señoras que sí son las perversas, las dañinas, las villanas, las que NUNCA debemos consumir, pues van directo a las venas y no permiten la circulación natural de la sangre.

¿No ves que últimamente nadie quiere verse relacionado con ellas? ¿No has notado en los supermercados que ahora en muchos de los empaques se lee *"0 grams trans fat"*? Es como ese amigo soltero que tu esposa no quiere ver ni en pintura porque representa un peligro para el matrimonio y tú con tal de evitar problemas no le das ni la hora. (¿Exageré? No creo, pero sigamos). Estas grasas trans, como su nombre lo dice, son grasas vegetales transformadas para su mejor conservación. Las grasas trans se encuentran con frecuencia en *snacks* y aperitivos salados, productos precocinados, galletas, margarinas y pastelería industrial.

Estudios realizados en Estados Unidos sobre el efecto de estas grasas revelan, por ejemplo, que el riesgo de sufrir enfermedades coronarias es un 66% mayor entre consumidores habituales de margarina que entre quienes no la consumen. La preocupación por su efecto crece día a día, y ya se están tomando medidas legales para incluir la presencia de las grasas trans de forma obligatoria en el etiquetado de alimentos.

LA FIBRA

La palabra "fibra" casi siempre hace que a la gente le duela el estómago, y no los culpo. La fibra está básicamente en los vegetales y sé lo mucho que le cuesta a la gran mayoría llevarse una plato de vegetales para el trabajo. Claro que lo sé. Hacerlo significa que a la hora de calentarlos parecerán una goma de mascar —esta siendo una de las muchas excusas que siempre mencionamos para dejarlos en casa.

La fibra también se encuentra en las frutas, plantas, nueces, semillas y granos, y es excelente para remover deshechos tóxicos en el colon, previene el estreñimiento, ayuda a bajar el colesterol en la sangre, pues forma un gel que atrapa este colesterol que es expulsado al exterior sin pasar a la corriente sanguínea (la avena es un buen ejemplo). Ayuda a prevenir el cáncer de colon al mantener un PH (grado de acidez o alcalinidad) balanceado en los intestinos y en general ayuda con el sistema digestivo.

Bueno, de hecho, ese es el principal motivo por el cual a la gente se le retuerce el estómago, porque de manera eficaz nos manda directo al baño. Pero no podemos olvidar que el consumo de fibra ayuda muchísimo a la pérdida de peso, ya que mejora el tránsito intestinal. Además, la ingesta de alimentos ricos en fibra hace que consumamos menos calorías, pues la fibra se encuentra mayormente en vegetales; si a esto le sumamos que tardamos más en masticarla, la sensación de llenura o de saciedad es más rápida, lo que hace que comamos en menor cantidad pero más seguido y ya sabemos que esto acelera el metabolismo.

EL SODIO

Voy a comenzar por darte tres sinónimos de esta palabra:

(a) alta presión

(b) retención de líquido

(c) celulitis

El sodio es un mineral muy conocido por su relación con la alta presión, pero al igual que los demás minerales tiene otras propiedades como ayudar a controlar la contracción muscular, regular el volumen sanguíneo y la presión arterial. Junto con el potasio regula los líquidos contribuyendo al proceso digestivo. ¿Pero qué sucede cuando condimentamos la comida con los diferentes adobos de nuestros países?

Sencillamente te estás comiendo en una sola "sentada" la sal que tu cuerpo necesita en semanas. ¡Así como lo oyes! Ese adobo que usas para condimentar la ensalada te está haciendo retener líquido sobrecargando los riñones, subiendo tu presión arterial y hasta podría llegar a provocarte un infarto.

Para que tengas una idea, el cuerpo necesita 2.000 miligramos de sodio al día, por lo tanto lo más recomendable es condimentar tus alimentos con poca sal o con productos naturales como la albahaca, el cilantro, la cebolla, etc.

Esta es una conversación muy común entre uno de mis clientes nuevos y yo. "Necesito bajar de peso y no sé por qué no lo logro, me parece muy raro porque yo sólo como pescadito o pollo y ensalada". Y ahí viene mi pregunta del millón de dólares: "¿Y con qué condimentos preparas el pescadito y el pollo?", a lo que mi cliente muy orgulloso responde: "Con el adobo... que es el que siempre usaba cuando estaba en mi país y a la ensalada le pongo el aderezo de marca... que es *fat free*". ¡Señoras y señores, apareció el problema!

Claro que no van a bajar de peso, claro que no van a eliminar líquido, claro que no están comiendo de manera saludable, pues nada nos ganamos con tener un filete de pescado muy fresco si lo estamos "dañando" con todo es montón de sodio. Nada nos ganamos con tener unos vegetales recién recogidos del campo, las verduras, hortalizas provenientes de las más espectaculares granjas si después les vamos a poner un aliño lleno de sodio o de azúcar (que para el caso es igual de malo).

Es por eso que tengo que enfatizar una y otra vez la importancia de saber leer las etiquetas y al mismo tiempo, aunque suene irónico, a no "etiquetar" la grasa y el carbohidrato como los peores enemigos de tu alimentación. En realidad no son ellos los únicos malos de la película.

EL AZÚCAR

¡Aquí sí que nos vamos a divertir! ¡Qué dulzura de tema! Me encanta hablar del azúcar porque hay tanta mala información en torno a este "disacárido".

Comienzo por decirles que en Estados Unidos las personas normalmente consumen más de 148 gramos de azúcar al día sin darse cuenta (lo que se necesitan son 24 gramos al día). Y esto es por la famosa lectura de las etiquetas, pues cuando la gente de manera errónea se fija solamente en los carbohidratos y ve que hay baja cantidad, entonces no se preocupa por mirar cuántos gramos de azúcar tiene el producto y es ahí donde comienzan los problemas. Es decir, en un solo día estas personas están consumiendo el azúcar que se necesita regularmente en seis días.

Un ejemplo claro y el más popular que siempre tengo que mencionar con la gente es la leche. Existe un mal concepto acerca de la leche totalmente descremada y la entera. La leche descremada no tiene grasa, pero muchas marcas tienen más azúcar que la leche entera, pero, una vez más, estamos solo fijándonos en la grasa y no en el azúcar. Por eso recomiendo la leche de soya o de almendras (sin azúcar o con solo 1 gramo). Esta contiene la cantidad de proteína y calcio necesarios, y además es perfecta para las personas que son intolerantes a la lactosa.

Y siguiendo con la familia de la leche (qué vergüenza con la señora, pero es que no lo puedo dejar de comentar) viene el tan mencionado yogur, este alimento que se convierte en un comodín, es decir, todo lo queremos arreglar con un yogur. Yo le pregunto a mis clientes acerca de lo que comen de merienda o antes de acostarse y todo el mundo me contesta lo mismo: "un yogurcito". Ah, sí, porque lo dicen en diminutivo y todo como para que suene menos malo.

Pues les voy a decir que ese "yogurcito", *fat free* por supuesto, tiene entre 30 y 34 gramos de azúcar. ¿Qué quiere decir esto? Que nos estamos comiendo en un yogur el azúcar que nuestro cuerpo necesita en todo el día.

Yo entiendo lo fácil que es llevar un yogur para el trabajo, yo sé lo delicioso y refrescante que puede ser un yogur, tiene mucho calcio y es rico en proteínas. Pero la mezcla con los 34 gramos de azúcar es lo que menos necesitamos si queremos perder peso o si queremos marcar nuestro abdomen en el gimnasio, ya que el exceso de glucosa en el organismo se convertirá en grasa.

Cambiemos pues de familia y vámonos ahora con uno de los culpables de mi obesidad infantil, los jugos (oh, no, perdón, los "juguitos").

Qué peligrosos son esos diminutivos en los alimentos y más cuando son para niños, pues a todos ellos por algún motivo siempre les queremos estar dando juguitos (no dije "jueguitos", dije "juguitos"). Créeme, el asunto del azúcar en los niños no es cosa de juego. ¿Cuántas veces escuchamos a las madres quejarse de lo muy hiperactivos que son sus hijos, que no paran de brincar el día entero, que no hay cómo hacer para que no hablen hasta por los codos y no se quieren ir a dormir temprano? ¿Pero cómo pretende una madre lograr estos milagros en sus niños si en un solo juguito al desayuno le está dando casi 60 gramos de azúcar? De milagro ese niño no está trepando las paredes con ínfulas de hombre araña.

Ahora bien, la explicación es la siguiente: el principal combustible del cerebro es la glucosa, la cual nos permite estar activos a lo largo del día; el azúcar nos da energía de rápida utilización ya que se absorbe o aprovecha de manera inmediata. Esta es la razón por la que se nota que cuando los niños consumen azúcar están estimulados.

Ya me imagino a más de uno de ustedes pensando: "Entonces no se puede comer nada". La respuesta es: ¡sí! Sí se puede comer de todo, pero en muy controladas cantidades. Hay que tener un balance en la vida para todo lo que se hace, pero para poder lograr ese balance primero hay que conocer bien la información y entonces ponerla en práctica.

Es por eso que también tengo que aclarar que el azúcar es sumamente importante y necesaria en el cuerpo, pues el cerebro sólo es capaz de metabolizar para su energía y buen funcionamiento este elemento y no otros nutrientes como los hidratos de carbono. Por lo tanto, es necesaria para la vida.

Cuando se elimina el azúcar de la alimentación diaria, sucede lo mismo que explicaba con los carbohidratos: la ansiedad es tal que en el primer momento que tengas para consumirla vas a querer acabar con todo lo que encuentres en la alacena. Y esa no es la idea, primero porque no es saludable suprimir ningún alimento en su totalidad, y aun más importante porque el cuerpo necesita, como ya lo explicaba antes, la gasolina o combustible para trabajar. Además, si nos empezamos a cohibir del consumo de azúcares, entonces se buscará la satisfacción del dulce en otras cosas tales como el alcohol o incluso hasta las drogas y entonces ahí sí que sería peor el remedio que la enfermedad.

Así es que lo que más quiero que recuerdes es que para aprender a comer mejor, la idea no es eliminar alimentos. Lo esencial para lograr una vida más saludable es comer una dieta balanceada con porciones controladas. Es mucho más fácil de lo que te imaginas. Sigue leyendo.

TESTIMONIO

Marjorie de Sousa

Luego de llamarme gordita con cuerpo de flaca, al tomarme la grasa que se encontraba en mi cuerpo me di cuenta de lo que hablaba José.

¡Yo trataba de entrenar y comer saludable! Pero mi cuerpo no bajaba de volumen y tampoco lograba definirme bien.

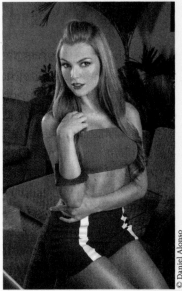

© Daniel Alonso

Fue cuando me di cuenta de que estaba comiendo cosas que, aunque eran de dieta (supuestamente), me hacían daño... tenía el colesterol un poco alto. Luego de que arrancamos nuestra rutina, a las dos semanas mi cuerpo respondió súper bien. Las migrañas que ya eran cotidianas en mi vida fueron desapareciendo poco a poco y me siento mucho mejor conmigo.

Sufrí muuuchoooo con las rutinas de ejercicio ya que, aunque entrenaba desde antes, ¡nunca de esta forma! Pero luego de que ves los resultados en tu cuerpo, ¡UUUAAAUUU! Me cambió la mentalidad con respecto a las dietas ¡y también con respecto a la forma de entrenar! ¡Gracias, José!

CAPÍTULO 7

LOS TEMAS MÁS VISTOS EN MI PÁGINA WEB

La lipoescultura natural

Una de las mayores preocupaciones de las personas que se me acercan es que no tienen ni la menor idea de cómo reducir las grasas en lugares específicos de su cuerpo.

Es sabido que cada uno de nosotros acumula la tan molesta grasa en diferentes sitios que no podemos controlar: para algunos la razón es genética, para otros no hay razón porque simplemente es así. Pero la realidad es que hay un fundamento hormonal para que esto suceda, y la razón es muy clara: las glándulas.

Las glándulas son las productoras de hormonas que a su vez son las encargadas de incorporarse en la sangre y llegar a las células; son como unas mensajeras especiales. Dependiendo de cuál glándula tenemos más desarrollada, subimos de peso en esa área específica, razón por la cual hay que evitar cierto tipo de alimentos que estimulan la producción de grasa y determinar qué podemos consumir y qué ejercicios debemos realizar.

Existen 4 glándulas: el páncreas, las gónadas, las adrenales y la pituitaria. Aquí te explico un poco más sobre la función de cada una, así como qué comidas evitar y qué ejercicios hacer si quieres mejorar esa zona de tu cuerpo.

EL PÁNCREAS

El páncreas está ubicado en el abdomen y tiene forma de pera plana. Ayuda a la digestión y a mantener el nivel adecuado de glucosa en la sangre.

Al tener el páncreas más desarrollado, este provoca que se acumule más grasa en la cintura y en el abdomen. Por esta razón hay que tener cuidado con los siguientes alimentos:

- la zanahoria
- el banano
- el café
- el mango
- las galletas
- el pan
- el chocolate
- las salsas

Ejercicio recomendado:
Lo mejor que puedes hacer para atacar estas zonas problemáticas es estiramiento y yoga, así de simple.

LAS GÓNADAS

Las gónadas son las glándulas que ejercen su acción en los órganos reproductores (testículos en el hombre y ovarios en las mujeres). Cada gónada produce las hormonas propias de su sexo, pero también una pequeña cantidad de las del sexo contrario.

En este caso, si las gónadas están más desarrolladas, se produce más grasa en las caderas y en las piernas. Para contrarrestar este efecto, se deben evitar los siguientes alimentos:

- las tortillas de maíz

- los aguacates

- los cacahuates

- las almendras

- el pan

- los aceites

Ejercicio recomendado:
Todos los ejercicios deben estar enfocados en la parte superior del cuerpo, ya que al crear más masa muscular en el área de abajo, que es donde ya estás más ancho, tu cuerpo seguirá pareciéndose más y más a una "pera". Los efectos positivos de tu cambio en la parte inferior del cuerpo no se lograrán con el ejercicio sino con la alimentación bien llevada evitando los alimentos mencionados arriba.

ADRENALES

Conocidas también como glándulas suprarrenales, las adrenales regulan el estrés. Su forma es triangular, y están localizadas en la parte superior de ambos riñones.

Al tener las adrenales más desarrolladas que otras glándulas, se acumula la grasa en la parte superior del cuerpo: en el pecho, la espalda, los brazos y los hombros. Para lograr un balance, se deben evitar los siguientes alimentos:

- el huevo, por su contenido alto de colesterol

- las carnes

- el queso

carnes frías o embutidos tales como el salchichón, salchicha, jamón, chorizo y todo lo que viene empacado al vacío

el sodio

Ejercicio recomendado:
Para esta zona del cuerpo, nada mejor que la natación.

LA PITUITARIA

A la pituitaria a veces también se la denomina la "glándula maestra" porque ejerce gran influencia en los otros órganos del cuerpo. Está localizada en la base del cerebro y no es más grande que una habichuela (o frijol). La pituitaria es la que controla la tiroides y su función es muy importante para el bienestar general, ya que estimula las glándulas adrenales, los ovarios y testículos, controla la pigmentación de la piel y aumenta la absorción del agua en la sangre por medio de los riñones.

Al tener la glándula pituitaria más desarrollada, esta hace que acumules más grasa en todo el cuerpo, lo cual se puede llegar a traducir en obesidad. Por eso, lo mejor es evitar principalmente los lácteos:

la leche

el queso

los yogures

Ejercicio recomendado:
Lo mejor en ese caso es el ejercicio cardiovascular como correr, caminar, montar bicicleta, patinar, nadar, brincar el lazo o practicar ejercicios aeróbicos.

Alimentos que no son lo que parecen

Son tantos los mitos alrededor de ciertos alimentos referentes a su valor calórico, que terminamos comiendo mal ya sea porque evitamos algunos que tienen tan mala fama de una manera injusta, o porque consumimos otros que son los más populares sencillamente porque se convierten en una "leyenda urbana".

Comencemos entonces por aquellos a los que la gente les pone la cruz y cree que por nada del mundo se deben ingerir al momento de comenzar su transformación.

"¿Y es que se puede comer arepa?", gritaba sorprendida una mujer que vio a una de mis clientas acompañando sus claritas de huevos con esta deliciosa y popular comida hecha a base de maíz (que es un carbohidrato) en muchos de nuestros países como Colombia o Venezuela. "Por supuesto que se puede comer arepa", replicaba mi clienta. El problema no es la arepa, es lo que le pones arriba o adentro. Yo entiendo lo deliciosa que puede ser una arepita caliente con mantequilla, queso, mayonesa o salsa rosada, pero no es precisamente lo más recomendable para alguien que está queriendo cambiar su cuerpo y ponerse en forma. Ahora bien, si hablamos de una arepa asada en la parrilla y la comemos para acompañar un revoltillo de claras de huevo en la mañana con tomate y cebolla o vegetales, y bajo en sodio, entonces ahí sí que es cierto que la famosa arepa pasa de ser una villana para convertirse en la buena de la novela. ¿Ven la diferencia?

Sin embargo, mil veces he escuchado gente hablar maravillas del famoso yogur a la hora de la merienda, y resulta que ese "yogurcito" tiene más de 20 gramos de azúcar y, como ya sabemos, luego se convierte en grasa.

"Es que yo lo único que me como en la noche es una ensaladita con una pechuga de pollo". ¡Esa sí que me gusta! Como ya he mencionado antes, aquí a la pechuga de pollo que es una inocente criatura baja en grasa que vino al mundo para ayudar a aquellos que comen sanamente, la llenamos de adobos llenos de sodio para acompañar dicha ensaladita sana en la noche. Y, para rematar, le ponemos tanto aderezo que la pechuga y la ensalada podrían salir nadando. Es ahí donde a los alimentos muy buenos, nosotros nos encargamos de volverlos muy malos, ya que ese aderezo está tan grasoso que termina siendo el equivalente a comerse una pizza. Y el contenido de sodio es el equivalente a catorce cucharadas de sal (no estoy exagerando).

Ahora bien, hay unos que ya vienen malos pero que nosotros consideramos maravillosos para incluir en nuestra alimentación diaria: ¿se te hace familiar la tajada de pavo en las noches "para evitar cenar algo muy pesado"? Claro que se te hace familiar porque estoy completamente seguro de que eso se lo has escuchado decir a algún conocido. Pues bien, ese pavo, a menos que lo lleves para tu casa crudo y lo cocines con aderezos sin sodio, no está beneficiándote para nada. Por el contrario, está contribuyendo a la retención de líquido. Pero el concepto que tenemos es que mientras no estemos consumiendo ese pavo entre dos rodajas de pan entonces todo estará bien. Yo te tengo una noticia, y es que esas dos rodajas de pan pueden llegar a tener menos sodio que una sola tajada de pavo o de jamón (para que tengas una idea, una rodaja de pan puede tener 140 miligramos de sodio, mientras que una tajada de pavo puede tener hasta 490).

No quiero con esto decir que puedes comerte dos pedazos de pan a las 8 p.m., pues tampoco es recomendable ya que tiene aproximadamente 14 gramos de carbohidrato, pero no creas que el pavo solo será la solución. ¿Cuál es entonces?

Lo más recomendable es que busques el pavo sin sal que venden en la mayoría de los supermercados cortado por ellos mismos, NO empacados al vacío. Pues para poder conservarse debidamente es absolutamente necesario que su contenido de sodio sea alto.

Hay otros alimentos que consumimos casi a diario y que consideramos muy saludables ya que en la etiqueta dice que son "naturales". ¡Sí, claro! Para que tengas una idea, un vaso de jugo de naranja tiene aproximadamente 26 gramos de azúcar y, como ya he mencionado anteriormente, esa es la cantidad que necesita el cuerpo en un día, así que en un solo vaso de jugo ya consumimos el azúcar de un día entero.

La leche descremada es otro de los productos que se vuelven protagonistas en las dietas, y las personas muy orgullosamente me dicen que ellos toman leche de dieta, la que no tiene grasa. Aquí volvemos a lo mismo, la leche descremada en general contiene más azúcar que la leche regular, es decir, lo que le quitan de grasa se lo reemplazan con azúcar. Así que ojo con esta selección. Como he mencionado antes, es preferible elegir la leche de soya o almendra.

Se han puesto muy de moda las meriendas de 100 calorías, ya que esta dieta (de las calorías) promete cambios espectaculares en poco tiempo, pero dejan a las personas que la siguen en un estado de debilidad que no es saludable. Y, como si esto fuera poco, pierden su masa muscular debido a que las meriendas de 100 calorías que se recomiendan, pocas veces están basadas en proteínas. De esta manera las personas pierden peso, pero lamentablemente lo que están perdiendo es su músculo y aumentan la grasa, pues estos paquetitos de meriendas o *snacks* tienen alrededor de 16 gramos de azúcar, lo que hace que mi gente se convierta en lo que yo llamo cariñosamente "flacos grasosos".

La pregunta es: ¿por cuánto tiempo vas a ir por ahí consumiendo 500 calorías al día? ¿Es esta una manera normal de llevar una vida? Es decir, ¿quieres hacer la dieta de las 500 calorías para perder peso de aquí al fin de semana? ¿O quieres adoptar un estilo de vida saludable para verte bien de aquí al final de tus días?

Si mis padres son gordos, yo también siempre lo seré

No quiero pensar que esta sea una excusa más para vivir con sobrepeso. Pero qué daño tan grande nos hacemos a nosotros mismos cuando creemos que por el hecho de que nuestros padres o familiares en general han sido gorditos, entonces no hay manera posible de que nosotros no lo seamos.

Siempre me ha gustado ponerme como ejemplo, ya que lo he vivido en carne propia y he podido comprobar que, aunque muchas enfermedades son hereditarias o genéticas, la obesidad o el sobrepeso no necesariamente son una de ellas. Aquí la matemática es muy sencilla: si los hijos comen lo mismo que sus padres, pues lo más lógico es que estén pasados de peso, pero no quiere decir que no exista manera de evitarlo. Los niños copian lo que ven y comen lo mismo que los adultos. Y si los padres tienen malos hábitos alimenticios, entonces no podemos esperar tener niños con peso saludable.

Mencionaba anteriormente (y siempre que tengo la oportunidad lo hago) que yo nací pesando 14 libras. Pero en cuanto llegué a cierta edad y vi que me estaba afectando tanto a nivel de salud como de autoestima, decidí comer diferente de cómo comía el resto de mi familia, me dediqué a ejercitarme y ya el resto es historia.

Si no queremos niños con sobrepeso entonces tenemos que comenzar a cambiar nuestros hábitos alimenticios y no pretender que nuestros hijos coman verduras hervidas con pechuga de pollo cuando ven que los padres no lo hacen. Mucho menos hay que utilizar la comida chatarra o los dulces para "premiarlos" o frenarles alguna pataleta que tengan. Porque entonces nosotros seremos los únicos responsables de la malnutrición de los menores.

En una ocasión asistí a una feria de la salud que organizó la cadena Univision Radio. Allí tuve la oportunidad de exponer varios temas y contestar preguntas de los asistentes. Me llamó poderosamente la atención una señora que había ido con su hija de seis años para que yo le hablara a la niña acerca de lo mal que se estaba alimentando. No me lo tomes a mal, yo lo hice con todo el gusto del mundo, pues esa es la cosa que más disfruto hacer. Pero si un padre no tiene el control sobre lo que hace o come su hijo, es muy difícil que alguien ajeno lo logre.

Resulta que esta era la niña consentida de papi, y cada vez que se le antojaba comer algo poco saludable era tan fuerte la rabieta o pataleta que armaba, que el padre inmediatamente la calmaba comprándole una hamburguesa o un helado, que era lo que a la niña más le gustaba. ¿El resultado? Una niña de seis años que pesa 70 libras, que seguramente va a seguir aumentando de peso en lugar de bajarlo. Pues ese día la señora quiso que su esposo asistiera a la feria para ponerlo a escuchar mi charla para que se convenciera del daño que le estaba haciendo a su hija, pero el hombre muy disgustado rechazó el ofrecimiento de su esposa, ya que según él, "la niña no tenía ningún problema, porque era muy normal que a los seis añitos comiera todo lo que a ella le gustaba".

Me partió el alma ver la carita de esa nena; era una cara triste, más aún porque su hermanita de nueve años se veía muy delgada, con un peso normal para su edad, aunque tampoco podemos asegurar que estaba bien alimentada, ya que no le tomé el porcentaje de grasa. Pero era evidente la diferencia entre ambas, y lo peor es que la madre de ellas, en un acto de inocencia y seguramente sin querer herir a su hija más pequeña, hizo el comentario de lo diferentes que ambas lucían: "Mire esta qué linda", refiriéndose a la de nueve años, "en cambio mire a esta…".

Nunca supe qué pasó con ellas, pero es un claro ejemplo del daño que se le hace a un niño complaciéndolo con todo lo que quiera comer.

¡Mi gente! No crean que porque son niños ellos pueden soportar lo que sea. No crean que hay que esperar hasta verlos enfermos o resentidos en la escuela por su exceso de peso para empezar a llevarlos al gimnasio, o a ver a un nutricionista o incluso esperar a que lleguen a cierta edad para regalarles una operación para reducción de peso. ¡No, mi gente! No juguemos así con el futuro de nuestros hijos, pues eso también es considerado abuso infantil y es penado por la ley.

Un ejemplo de esto es el caso de esta familia de Ohio a quien las autoridades decidieron separar de su niño de ocho años quien pesaba 180 libras (más del triple de lo recomendado en un país donde dos millones de menores sufren de obesidad extrema). La familia había trabajado por un año en conjunto con una trabajadora social que llegó a la conclusión de que ellos no habían hecho lo suficiente para que este niño perdiera peso en este tiempo. ¡Cuidemos a nuestros hijos!

La diabetes y la hipertensión son dos dolencias crónicas que ya no son exclusivas de adultos. Ahora se han convertido en algo común entre los menores debido a la mala alimentación y el sedentarismo que se ha convertido en una epidemia.

En un artículo publicado hace un par de años en la Revista de la Asociación Estadounidense de Medicina se recomendaba a los estados actuar en situaciones de niños extremadamente obesos. El doctor David Ludwig, uno de los grandes expertos en obesidad, sugería medidas como la adoptada en Ohio, es decir, quitar el hijo a sus padres e internarlo en un centro público: "Hay casos donde esta opción está plenamente justificada por los importantes riesgos para la salud del menor y por el fracaso sistemático de los padres de solucionar los problemas médicos".

Creo que no hay mucho más que decir después de ver estas cifras con las que quiero cerrar este tema para que reflexionemos al respecto: 33% de los niños en Estados Unidos presentan sobrepeso u obesidad, la mayor epidemia de la sociedad occidental. Esto no solo afecta a dicho país, sino que se ve en otras partes del mundo. A modo de ejemplo: 16% de los menores vascos también tienen exceso de peso, once puntos más que hace solo diez años.

Ataques de hambre

Es muy normal que al comenzar una dieta y una rutina de ejercicios, el hambre o la sensación de hambre se apodere de nosotros. Y digo "sensación" ya que en la mayoría de los casos el hambre no es real, sino que de alguna manera nos predisponemos y siempre creemos que estamos muriéndonos de hambre cuando no es así.

Ahora, es bien sabido que cuando nos ejercitamos físicamente quemamos calorías y sentimos más hambre y cansancio de lo normal. Pero esto sucede los primeros días mientras nos adaptamos y nos acostumbramos. Cuando no haces dieta ni ejercicio, los alimentos se quedan "estancados" en tu cuerpo, pero al hacer ejercicio quizás sientas que quedaste vacío. Es por eso que muchas personas prefieren no ejercitarse para evitar el exceso de hambre.

Pero eso tiene una solución, especialmente si te alimentas adecuadamente (cada tres horas). Créeme que no tienes por qué sentir hambre pues tu cuerpo está quemando calorías en el gimnasio pero también está recibiendo alimentos cada cierto tiempo. Es como si manejáramos nuestro carro por un largo camino, pero siempre parando a ponerle gasolina; así mismo funciona nuestro organismo.

Ahora, si el problema persiste, existen varias opciones de meriendas que pueden ser muy efectivas a la hora en que nos ataca el hambre, meriendas que ayudan a calmar esos antojos, ansias, gula o como se los quiera llamar.

Para empezar están las barras y batidos de proteína.

No recomiendo consumir alimentos altos en carbohidratos y azúcar ya que estos activan la serotonina en el cerebro. (En el sistema nervioso central, se cree que la serotonina representa un papel importante como neurotransmisor, en la inhibición de: la ira, la agresión, la temperatura corporal, el humor, el sueño, el vómito, la sexualidad y el apetito). Es decir, tu cuerpo se siente satisfecho por muy poco tiempo (dos horas) y al pasar el efecto de ese carbohidrato que comiste entonces el cuerpo entra nuevamente en un estado de ansiedad por seguir comiendo. De la única manera en que el cuerpo siente un estado de saciedad es cuando le das proteínas. Esto me recuerda una frase muy colombiana que habla acerca de una sopa muy deliciosa que hacen allí y es la sopa de arroz: "sopa de arroz, hambre a las dos".

Como te podrás imaginar es una sopa poco saludable, con mucha sal y mucho arroz. Así que las abuelas siempre dicen que cuando toman esta sopa, por lo general a las 12:30 del día que es cuando las personas salen de sus trabajos para ir a casa a almorzar, cuando llegan de nuevo a las oficinas ya tienen hambre. Ahora sabes por qué, ¿verdad?

Otra buena opción son las almendras o las nueces que tienen un alto porcentaje de calcio, fibra y proteína, además de grasas buenas que te proporcionan un alto nivel de energía sin afectar los niveles de azúcar en la sangre.

Un yogur sin azúcar o bajo en azúcar (8 gramos como máximo) también es óptimo para una merienda, ya que ayuda al sistema digestivo y fortalece los huesos y dientes por su alto contenido de calcio. Una buena mezcla para tu merienda puede ser un yogur con arándanos y, ¿por qué no?, un puñadito de almendras o nueces. Estoy seguro de que eso te saciará las ansias de comer y al mismo tiempo te refrescará.

Las frutas son y serán siempre una excelente opción siempre y cuando no se exagere su consumo. Hay algunas frutas mejores que otras y, como siempre dejo en claro, la fruta no es mala, sino que lo es el uso que le damos. Por ejemplo, conozco muchas personas que para todo quieren incluir frutas en su alimentación, y es bien sabido que la fruta contiene gran cantidad de azúcar. Por eso yo recomiendo controlar su consumo, especialmente si se está en un proceso de pérdida de peso.

La manzana, por ejemplo, contiene pectina, una sustancia que retrasa la digestión y genera mucha más sensación de saciedad.

Otras frutas que recomiendo son las fresas, las frambuesas, las moras y los arándanos. Estos últimos han sido ubicados por el departamento de agricultura de Estados Unidos como el número uno en antioxidantes frente a todos los frutos y vegetales. De esta manera se les ha otorgado el titulo de "súper fruta".

TESTIMONIO

José Guillermo

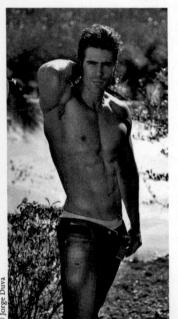

© Jorge Duva

En mi negocio estar en forma es una necesidad. El gimnasio, las dietas, los nutricionistas y los entrenadores son, por igual, cosas a las que estoy acostumbrado ya que son parte de mi trabajo. A veces (digamos que casi siempre) trato de ver el tiempo de entrenamiento como mi horario de oficina, para así sentirme obligado y no abandonar del todo esa necesidad.

Desde los dieciséis años he estado entrando y saliendo de diferentes gimnasios y he pasado por las manos de diferentes personas, profesionales del *fitness,* quienes, como es lógico, tienen, por lo regular, una visión diferente uno del otro (entrenador y nutricionista).

Confieso que nunca antes (desde que comencé a entrenar y a cuidar mi figura por mi profesión) había encontrado una persona que conociera vastamente los dos temas y con quien pudiera yo trabajar y ese es, precisamente, José Fernández.

Hace unos meses, luego de haber terminado un proyecto en el cual no tenía la necesidad de estar 100% en forma (por lo que me había descuidado y abandonado los entrenamientos), decidí volver a mi peso y llevarme donde nunca antes había estado, a una condición física en la que pudiera prestar mi imagen para fotografías ciertamente provocativas. En ese momento me asaltó la necesidad de tener a mi lado alguien que fuese capaz no solo de guiarme sino de trabajar conmigo algo que ya a mis treinta y seis años no iba a ser igual de fácil que cuando tenía veinte.

Les puedo contar (en son de anécdota) que luego de hablar con José, me pareció que lo que yo estaba proponiendo era un tanto imposible: conseguir estar en forma para una sesión fotográfica (donde por supuesto hay que estar, como decimos nosotros, "RIPIAO") en solo dos meses y medio. Lo gracioso no es que yo lo propusiera tan descaradamente (porque sé que soy bien enfocado) sino que José aceptara el reto y al decirme que sí, se lo veía de lo más confiado (sin siquiera saber cómo iba yo a resultarle). Lo que yo no entendía en ese momento era que estaba uniendo fuerzas con una de las personas que hasta el momento, en mi vida, han demostrado ser más profesionales, dedicadas, serias y con una idea perfectamente clara de cómo fusionar el entrenamiento y la nutrición.

Cuando me dio mi primera dieta me dije: ¡este tipo está loco! Yo sé que comer varias veces al día es necesario para acelerar el metabolismo pero ¡¿TODO ESTO ME LO PUEDO COMER?! No quiero cansarlos con historias y prefiero compartir el resultado de dos meses con José Fernández a quien, sin lugar a dudas, respeto y admiro; un profesional del *fitness* con una visión privilegiada y a quien tengo el honor de llamarle amigo.

Comencé el 17 de mayo con 193 libras y con un 29,10% de grasa corporal (56,1 libras de peso de grasa/136,8 de peso magro). Para el 17 de junio ya había conseguido un peso de 182,0 libras pero ahora con un 17,50% de grasa corporal (31,9 libras de peso de grasa/150,0 libras de peso magro). Finalmente, el 28 de julio llegué a tener un peso que solo recuerdo haber tenido en mis años de universitario:

178,0 lbs. Pero lo mejor es que sólo tenía un 13,30% de grasa corporal (23,8 libras de peso de grasa/154,2 libras de peso magro). En resumen, en menos del tiempo previsto había perdido 15,8% de grasa y estaba apto para lo que quisiera hacer.

Por supuesto que para esto hay que estar muy enfocado no solo con la dieta sino con el entrenamiento. Pero les aseguro que, de no ser por mi entrenador, la famosa locura de hacer algo que para mí lucía imposible, hubiera quedado solo en el plan.

Por eso tengo, hoy, el gusto de decir que he tenido el placer de entrenar con uno de los mejores.

CAPÍTULO 8

RECETAS

No crean que yo sólo me dedico a dar órdenes y a sacarle el jugo a la gente en el gimnasio, nada de eso. Yo también cocino, ¡y muy bien!

Como ya lo he explicado, la alimentación es parte fundamental en el proceso de la pérdida de peso. Siempre he considerado que es el 90%, mientras el otro 10% es el ejercicio. Por ese motivo es absolutamente necesario que preparemos nuestros propios alimentos, pues tenemos que estar seguros de que los ingredientes sean totalmente saludables. De nada nos sirve ir al gimnasio o salir a caminar una hora diaria cuando estamos comiendo de manera inadecuada, así que yo no tengo ningún problema en ponerme mi delantal y manos a la obra. A continuación te voy a dar unas cuantas ideas de lo que puedes preparar en casa para el desayuno, el almuerzo y la cena.

Estas son las recetas que más me gustan y las que normalmente consumo. Vale la pena resaltar que estas comidas las pueden hacer el día antes para que en la mañana solo tengan que calentarlas y no pierdan tiempo a la hora de salir para el trabajo. Aquí la clave es la "organización"; si nos organizamos debidamente, vamos al mercado, compramos los ingredientes necesarios y preparamos las comidas desde el día anterior, no habrá ninguna excusa para ir a la cafetería del lugar dónde trabajas y sacar de la maquinita un paquete de esos horrorosos *snacks* llenos de sodio.

DESAYUNO #1

INGREDIENTES:

- ½ cucharada de aceite de oliva o aceite en aerosol
- ¼ cebolla, picada
- ¼ pimentón, picado
- champiñones (al gusto)
- ½ tomate, cortado en trozos
- 3 claras de huevo
- 1 huevo entero
- Pimienta al gusto (y *nada* de sal)

PREPARACIÓN:

Para preparar el revoltillo recomiendo usar aceite en aerosol o media cucharada de aceite de oliva en una sartén. Luego sofreír la cebolla, el pimentón, los champiñones y por último el tomate. Cuando los ingredientes están cocinados al gusto, entonces se agregan las claras, el huevo y la pimienta hasta que queden cocinados, también al gusto. Quise incluir una yema, para que no sea tan fuerte el cambio de alimentación. Sé que para muchas personas es muy complicado dejar de consumir sodio y grasas. Este revoltillo se puede poner en medio de dos rodajas de pan de 12 a 15 granos aproximadamente.

DESAYUNO #2

INGREDIENTES:

1   bandeja de pavo, pollo o carne molida, que contenga poca grasa (la mayoría de estas bandejas son de 1 libra)

¼   cucharada de azúcar morena

½   cucharada de aceite de oliva

    Mrs. Dash (sazón sin sodio)

    Pimienta al gusto

½   cucharada de aceite de oliva o aceite en aerosol

1   papa (opcional)

PREPARACIÓN:

En una vasija agrega la bandeja de carne, el azúcar, ½ cucharada de aceite de oliva, Mrs. Dash al gusto y pimienta al gusto, y revuelve todos los ingredientes hasta crear una masa, procurando que esta quede perfectamente mezclada para luego separar y darle con la mano la forma de hamburguesa del tamaño que se desee. Por lo general, de una bandeja de carne pueden salir hasta cuatro hamburguesas de un tamaño normal. Luego, pon una sartén a fuego medio con ½ cucharada de aceite de oliva o aceite en aerosol, deja que se caliente bien, coloca las hamburguesas y cocina hasta que estén en el punto que más te guste.

Estas carnes de hamburguesa se pueden comer ya sea en medio de dos panes o también con una papa asada que se cocina rápidamente en el horno microondas. Para hacer la papa de esta manera, envuelve totalmente la papa con papel plástico especial para guardar comida, ponla en el horno microondas de 5 a 6 minutos (dependiendo del tamaño de la papa y de la fuerza del horno). La papa quedará totalmente deshidratada y lista para comer con la carne.

ALMUERZO # 1

INGREDIENTES:

4 a 8 onzas de pollo o carne
   Mrs. Dash (al gusto)
½ cucharada de aceite de oliva
¼ cebolla, picada
1 tomate, picado
¼ zucchini, picado
½ taza de brócoli en trozos
1 taza de arroz (opcional)

PREPARACIÓN:

Sazona el pollo o la carne magra con Mrs. Dash y colócalo en una sartén, a fuego medio, con media cucharada de aceite de oliva. Agrega la cebolla, el tomate, el zucchini y el brócoli. Se puede acompañar con una taza de arroz preparado bajo en sal y aceite. Si no quieres arroz, puedes acompañarlo con cualquier otro carbohidrato como una papa o una yuca.

Por lo general dejo la opción de comer este carbohidrato a la hora del almuerzo si es que en la mañana no lo hiciste, pero si en el desayuno elegiste la opción de la papa, entonces el almuerzo acompáñalo con los vegetales ya mencionados y elimina el carbohidrato.

ALMUERZO #2

INGREDIENTES:

8 a 10 camarones
Ajo picado (al gusto)
½ cucharada de aceite de oliva
Lechuga, berro, espinaca, tomate, rúcula, nueces
Aderezo (al gusto)

PREPARACIÓN:

Para esta opción de camarones al ajillo con ensalada de lechuga, berro, espinaca, tomate, rúcula y nueces, puedes comer
entre 8 y 10 camarones sazonados con ajo y cocinados en una sartén con media cucharada de aceite de oliva.

La ensalada puede comerse en la cantidad deseada, agregándole
el siguiente aderezo, que es muy fácil de preparar:

ADEREZO:

1 cucharada de aceite de oliva
½ cucharada de vinagre balsámico
½ cucharada de miel de abeja
Jugo de medio limón (opcional)

Se mezclan bien estos ingredientes hasta lograr una textura ho-
mogénea y se agrega a la ensalada. Es fácil, saludable y bajo en
sodio.

CENA

En la cena se pueden combinar los mismos platos que se comieron en el almuerzo pero siempre quitándoles el carbohidrato y remplazándolo por vegetales al vapor o ensalada.

OTRAS OPCIONES DE ENSALADAS:

1   remolacha, picada en trocitos
1   zanahoria, picada en trocitos
    Clara de 2 huevos duros
½   cucharada de mantequilla baja en sodio y grasa

Se mezclan la remolacha, la zanahoria y las claras con la mantequilla baja en sodio y grasa.

1   tomate, picado en trocitos
½   cebolla, picada en trocitos
¼   aguacate
1   cucharada de jugo de limón

Se mezclan el tomate, la cebolla y el aguacate, se los adereza con el jugo de limón y se sirve.

Es muy importante tener en cuenta que no importa qué tan saludable sea la ensalada que vayas a consumir, si la llenas de un aderezo alto en sodio o azúcar estás inmediatamente quitándole el valor nutritivo. Por ejemplo, si consumes una ensalada Caesar, el aderezo que normalmente se usa para tal es casi igual de grasoso y salado que una pizza. Es por eso que recomiendo el aderezo hecho en casa con ingredientes sanos y frescos.

Bueno, aquí termina mi papel de "chef" y regreso a lo mío con un ejemplo de una rutina de alimentación que puede ser de gran ayuda para ti. Como siempre digo, la nutrición es la parte más importante de estar en forma: si no nos alimentamos correctamente, de nada servirán las horas de ejercicio que invirtamos. Pero soy consciente de que muchas personas no siguen una rutina fiel de alimentación por la falta de conocimiento, de ideas, porque no cocinan, porque no tienen tiempo y por una cantidad interminable de razones o excusas que a continuación te ayudaré a desechar.

DÍA 1: CARBOHIDRATOS EN LAS COMIDAS 1 Y 3

Comida 1: Escoge una proteína entre claras de huevo y atún en agua y combínala con uno de estos carbohidratos: 1 pan pita integral, ½ taza de avena (en agua) o 1 papa asada.

Comida 2: Batido de proteína con 8 oz de agua.

Comida 3: Escoge una proteína entre pescado, pechuga de pollo y pechuga de pavo sazonado con un adobo que no contenga sodio. Combínala con uno de estos carbohidratos: ¾ taza de arroz, 1 papa asada pequeña, 1 batata o ¾ taza de pasta también acompañado por 1 taza de vegetales verdes tales como brócoli, espinaca, espárragos, lechuga, col rizada, berros, rúcula, etc.

Comida 4: Barra de proteína (máximo 4 gramos de azúcar y no menos de 5 de proteína), una lata de atún en agua o albóndigas de pavo, de tamaño promedio, hechas en casa (mujeres 3, hombres 6).

Comida 5: Escoge una proteína entre salmón, pechuga de pollo, tilapia, pechuga de pavo y tofu (para las mujeres la cantidad normal sería de 3 a 4 onzas y para los hombres de 6 a 8), sazonada con un adobo que no contenga sodio. Recuerda: NADA DE CARBOHIDRATOS. Esto se acompaña con 2 tazas de vegetales verdes.

Comida 6: Es muy importante tomarse un batido de proteína con agua antes de acostarse.

TOMAR UN TOTAL DE 4 LITROS (MUJERES) Y 5 LITROS (HOM-
BRES) DE AGUA.

DÍA 2: SIN CARBOHIDRATOS

Comida 1: Escoge una proteína entre 3 o 4 claras de huevo, una lata
pequeña de atún en agua y una hamburguesa de pavo.

Comida 2: Batido de proteína con 8 oz de agua.

Comida 3: Escoge una proteína entre salmón, tilapia, pechuga de
pollo y pechuga de pavo, sazonado con un adobo que no contenga
sodio. Esto se acompaña con 2 tazas de vegetales verdes.

Comida 4: Escoge una proteína entre claras de huevo, atún en agua
y hamburguesa de pavo.

Comida 5: Escoge una proteína entre salmón, tilapia, pechuga de
pollo y pechuga de pavo, sazonado con un adobo que no contenga
sodio. Esto se acompaña con 2 tazas de vegetales verdes.

Comida 6: Batido de proteína con 8 oz de agua.

TOMAR UN TOTAL DE 4 LITROS (MUJERES) Y 5 LITROS (HOM-
BRES) DE AGUA.

DÍA 3: CARBOHIDRATOS EN LA COMIDA 1

Solo se consumen carbohidratos en la Comida 1 y NO puede ser
pan o pita; solo está permitido consumir papa o avena en agua.

Comida 1: Escoge una proteína entre claras de huevo y atún en agua
y combínala con un carbohidrato (NO puede ser pan o pita; solo
está permitido consumir papa o avena en agua).

Comida 2: Batido de proteína con 8 oz de agua.

Comida 3: Escoge una proteína entre pescado, pechuga de pollo y pechuga de pavo, sazonado con un adobo que no contenga sodio. Esto se acompaña con 2 tazas de vegetales verdes.

Comida 4: Escoge una proteína entre claras de huevo, atún en agua y hamburguesa de pavo o pollo desmenuzado.

Comida 5: Escoge una proteína entre salmón, pechuga de pollo, tilapia, pechuga de pavo y tofu sazonado con un adobo que no contenga sodio y acompáñala con 2 tazas de vegetales verdes. Recuerda: NADA DE CARBOHIDRATOS.

Comida 6: Es muy importante tomarse un batido de proteína con agua antes de acostarse.

TOMAR UN TOTAL DE 4 LITROS (MUJERES) Y 5 LITROS (HOMBRES) DE AGUA.

DÍA 4: SIN CARBOHIDRATOS

Comida 1: Escoge una proteína entre claras de huevo, atún en agua o hamburguesa de pavo.

Comida 2: Batido de proteína con 8 oz de agua.

Comida 3: Escoge una proteína entre salmón, tilapia, pechuga de pollo y pechuga de pavo, sazonado con un adobo que no contenga sodio. Esto se acompaña con 2 tazas de vegetales verdes.

Comida 4: Escoge una proteína entre claras de huevo, atún en agua y hamburguesa de pavo.

Comida 5: Escoge una proteína entre salmón, tilapia, pechuga de pollo y pechuga de pavo, sazonado con un adobo que no contenga sodio. Esto se acompaña con 2 tazas de vegetales verdes.

Comida 6: Batido de proteína con 8 oz de agua.

TOMAR UN TOTAL DE 4 LITROS DE AGUA ESTE DÍA.

DÍA 5: CARBOHIDRATOS EN LAS COMIDAS 1 Y 2

Solo se consumen carbohidratos en las Comidas 1 y 2. NO puede ser pan o pita; solo está permitido consumir papa o avena en agua.

Comida 1: Escoge una proteína entre claras de huevo y atún en agua y combínala con un carbohidrato (NO puede ser pan o pita; solo está permitido consumir papa, batata o avena en agua).

Comida 2: Batido de proteína con agua y ½ taza de avena (mujeres) y 1 taza de avena (hombres).

Comida 3: Escoge una proteína entre tilapia, salmón, pechuga de pollo y pechuga de pavo, sazonado con un adobo que no contenga sodio. Esto se acompaña con 2 tazas de vegetales verdes.

Comida 4: Escoge una proteína entre claras de huevo, atún en agua, hamburguesa de pavo o pollo desmenuzado.

Comida 5: Escoge una proteína entre salmón, pechuga de pollo, tilapia, pechuga de pavo y tofu, sazonado con un adobo que no contenga sodio, y acompáñala con 2 tazas de vegetales verdes. Recuerda: NADA DE CARBOHIDRATOS.

Comida 6: Es muy importante tomarse un batido de proteína con agua antes de acostarse.

TOMAR UN TOTAL DE 3 LITROS DE AGUA ESTE DÍA.

DÍA 6: SIN CARBOHIDRATOS

Comida 1: Escoge una proteína entre claras de huevo, atún en agua y hamburguesa de pavo.

Comida 2: Batido de proteína con 8 oz de agua.

Comida 3: Escoge una proteína entre salmón, tilapia, pechuga de pollo y pechuga de pavo, sazonado con un adobo que no contenga sodio. Esto se acompaña con 2 tazas de vegetales verdes.

Comida 4: Escoge una proteína entre claras de huevo, atún en agua y hamburguesa de pavo.

Comida 5: Escoge una proteína entre salmón, tilapia, pechuga de pollo y pechuga de pavo, sazonado con un adobo que no contenga sodio. Esto se acompaña con 2 tazas de vegetales verdes.

Comida 6: Batido de proteína con 8 oz de agua.

TOMAR UN TOTAL DE 2 LITROS DE AGUA ESTE DÍA.

DÍA 7: CARBOHIDRATOS EN LA COMIDA 1

Solo se consumen carbohidratos en la Comida 1 y NO puede ser pan o pita; solo está permitido consumir papa o avena en agua.

Comida 1: Escoge una proteína entre claras de huevo y atún en agua y combínala con un carbohidrato (NO puede ser pan o pita; solo está permitido consumir papa o avena en agua).

Comida 2: Batido de proteína con 8 oz de agua.

Comida 3: Escoge una proteína entre pescado, pechuga de pollo y pechuga de pavo sazonado con un adobo que no contenga sodio. Esto se acompaña con 2 tazas de vegetales verdes.

Comida 4: Escoge una proteína entre claras de huevo, atún en agua y hamburguesa de pavo o pollo desmenuzado.

Comida 5: Escoge una proteína entre salmón, pechuga de pollo, tilapia, pechuga de pavo y tofu, sazonado con un adobo que no contenga sodio, y acompáñala con 2 tazas de vegetales verdes. Recuerda: NADA DE CARBOHIDRATOS.

Comida 6: Es muy importante tomarse un batido de proteína con agua antes de acostarse.

TOMAR UN TOTAL DE 1 LITRO DE AGUA ESTE DÍA.

Usa estas recetas y comidas como guía para encaminar tu alimentación y lograr el complemento perfecto para el ejercicio.

TESTIMONIO

Giselle Blondet

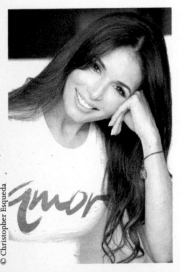

© Christopher Esqueda

Recuerdo como si fuera hoy el día en que presentamos a los nuevos profesores que estarían a cargo de las concursantes de la tercera temporada de *Nuestra Belleza Latina*. ¡Entre ellos mi ahora entrenador y amigo José Fernández! Con esa carita de "angelito" pidió que le tomaran una foto conmigo. ¡¡¡ERROR!!! Yo que le regalé mi mejor sonrisa y él que me mostró toda la grasa que se veía acumulada en mis brazos ¡sin olvidar la flacidez que me hizo ver en unos pocos segundos! Siempre he dicho que no me gusta pero que hago ejercicios porque es importante y una responsabilidad cuidarnos. Pero la verdad lo que menos imaginaba era que después de esa foto tan horrible tomaría una decisión que cambiaría mi vida de una forma tan positiva.

Inmediatamente comencé a entrenar con él y, entre "sapitos", pesas, cardio, y una dieta sin sal pero comiendo más que nunca, comencé a entender que es posible lograr grandes cambios ¡y encima divertirte en el camino! José cambia mis rutinas casi a diario haciendo más entretenido el proceso y con esa dulzura y don de gente que tiene te sientes cuidada. Y aunque algunos días te dan deseos de agarrarlo y... ni siquiera puedo decir lo que me pasa por la cabeza cuando siento que me muero y él con una sonrisa dice: "¡Vamos! ¡cinco sapitos más!". ¡Qué graciosito! Pero he visto el cambio no solo en mi físico ¡sino en mi autoestima! Nada como sentirse bien con uno mismo. José ayuda a todos y le encantan los casos "difíciles"; tiene un corazón de oro y conoce los secretos para mantenernos motivados y seguros de que ¡podremos llegar a nuestra meta!

Lo quiero con todo mi corazón y ojalá cada uno de ustedes pueda lograr un cambio positivo en sus vidas utilizando los truquitos y el conocimiento de mi boricua. Sigue adelante, José, que este es solo el comienzo de la realización de tus sueños donde podrás ayudar a tanta gente. ¡Que Dios te bendiga siempre!

CAPÍTULO 9

EJERCICIO A TODA EDAD

Antes de comenzar con las rutinas, debo dejar varias cosas en claro. La primera es que cuando digo que el 90% de los resultados está basado en la nutrición y no en el ejercicio, a lo que me refiero es a que nada ganamos con estar dos horas diarias en el gimnasio si seguimos comiendo mal. Ojo, no quiero decir que hay que comer bien y no hacer ejercicio.

Es importante también separar la rutina para los hombres de la de las mujeres pues, aunque parezca obvio para muchos, hay que dejar muy en claro que la fisionomía de unos y otros no es la misma. Además, dependiendo del número de repeticiones y del peso que se use, se lograrán diferentes tamaños de músculo.

Los ejercicios se cambian cada día de la semana para dejar descansar el músculo y a la vez crear un mejor efecto, y así como todo en la vida, nuestra rutina (como su nombre lo dice) debe ser organizada. Si no eres una de esas personas que hasta ahora acostumbraba ejercitarse, pues vale la pena que tengas en cuenta los días de la semana para que lleves un orden y no te vuelvas loco trabajando todo el cuerpo en un solo día sin saber para dónde te diriges. Esto lo único que provocará es que amanezcas al día siguiente sin poderte levantar de la cama por el dolor insoportable en tu cuerpo, recordando a mi linda madrecita y deseando no ver mi cara ¡ni en los retiros espirituales! No, no exagero, es eso lo que les pasa a las personas cuando quieren hacerlo todo el mismo día. Comienzan muy animadas pero luego el dolor las va poco a poco alejando del ejercicio y es por eso que deben seguir unos pasos, un orden, una agenda. Recuerda que estamos explorando nuevos caminos, ¿o acaso cuando visitamos en vacaciones un país que no conocemos, salimos a recorrer todas las ciudades en el mismo día? ¿Verdad que no? Pues así mismo debe ser esto: paso a paso.

Te estarás preguntando si vale cambiar los días de la semana y la respuesta es ¡SÍ! No es bienvenido nada que te haga sentir aburrido, desanimado o desmotivado, y si quieres darle un giro a los días de la semana lo puedes hacer. Pero al comienzo, vale la pena que sigas este orden para lograr lo que expliqué anteriormente.

Hay una pregunta que siempre me hacen y esta es la oportunidad para aclararla una vez más, y es si primero se debe hacer cardio o pesas. Siempre que comencemos a entrenar tenemos que calentar nuestro cuerpo y para eso usamos el ejercicio cardiovascular, ya sea correr, caminar o usar la elíptica durante 7 a 8 minutos, para entonces comenzar el entrenamiento con pesas (incluso si ese entrenamiento también se mezcla con cardio).

Una vez terminadas las rutinas en general recomiendo algo extra de ejercicio cardiovascular si es que la necesidad principal es perder peso, pues para ese momento ya el cuerpo entró en calor, por lo cual la grasa se quemará más rápido que si lo hacemos en frío. Por supuesto que si lo que desean es crear masa muscular y no perder peso, lo ideal es que no hagan ejercicio cardiovascular después de haber trabajado con pesas.

Los niños y el ejercicio

Qué importante es hacer ejercicio y alimentarse bien de pequeños; pues así como nosotros los adultos nos preocupamos por nuestra salud, también tenemos que imponer la misma necesidad en nuestros hijos. Qué diferente hubiese sido mi vida si me hubieran enseñado a comer cuando niño. Afortunadamente solo alcancé a ser "prediabético" pero nunca llegué a tener el colesterol alto o la presión arterial alta.

¿Qué me dicen de niños de cinco y seis años con problemas cardiovasculares, diabetes tipo 2, colesterol alto, alta presión y hasta obesidad infantil?

Ya basta de pensar que un niño "gordito" es un niño "saludable". Esos falsos mitos son los que han llevado a los padres a ser los responsables de la malnutrición de sus pequeños. Es mentira que un infante delgado sea enfermo o luzca poco saludable; es mentira que a ciertas edades las personas tengan que resignarse a estar pasadas de peso porque no es "saludable" ver a una mujer de sesenta años muy delgada, "es que ya eso se ve mal, uno se ve como enfermo"; y al niño bien gordito le dicen que "se nota que se está tomando la sopita".

Pero esos son mitos culturales en los que yo no entraré en mucho detalle. Lo mío son la nutrición y el ejercicio, y por aquí sigo.

Lamentablemente, los chicos de ahora lo único que ejercitan son sus dedos moviendo los controles de los juegos de video, el del televisor o las teclas de sus computadoras. ¿A dónde se fueron los juegos infantiles de nuestra época? Esconderse para que te encuentren, las famosas bolas, los caballitos de madera, las persecuciones con los amiguitos en la cuadra del barrio... eso no solo formaba parte de una época bella sino que al mismo tiempo nos ayudaba a ejercitarnos de una manera divertida. Pues tenemos que ser conscientes de que no le vamos a inculcar a un niño de apenas siete u ocho años la disciplina de salir a caminar o ir a un gimnasio. El secreto está en que haga cosas que le diviertan y le llamen la atención.

La mala comida es la mayor responsable de la mala alimentación en nuestros menores. Pero la falta de tiempo de los padres por el exceso de trabajo es un factor crucial en este flagelo. Ya nunca hay tiempo para nada, solo para trabajar y comer comida chatarra, pues hasta cocinar se ha vuelto ya un lujo para mucha gente que recurre a los restaurantes de comida rápida que cada vez nos hacen la vida más "fácil" y nos la venden por una ventanilla para que no tengamos ni que bajarnos del auto.

Así que comencemos a analizar la comida que le damos a los chicos en la casa. Vamos a analizar el clásico cereal con leche y un jugo de naranja. ¿Sabían ustedes que ese alimento que parece tan nutritivo, y especialmente tan rápido para comenzar un día de escuela, contiene el equivalente en azúcar a cinco sándwiches de helado?

¿Tú le darías cinco sándwiches de helado a tu hijo antes de ir a la escuela? Me imagino que la respuesta es: "¡NO! Ni antes ni después de llegar de la escuela". Pues les tengo pésimas noticias: ese cereal con leche y jugo de naranja hace no solo que sus hijos sean hiperactivos en la escuela, sino que también está contribuyendo a la obesidad de nuestros niños. La cantidad de azúcar que un niño necesita al día es 22 gramos, y resulta que el desayuno en cuestión tiene más de 50 (y esa es apenas la primera comida del día).

Pero todo eso puede cambiar si le damos unos huevitos (sin la yema) con cebolla, tomate y dos rodajas de pan, o unas hamburguesas caseras que ustedes mismos pueden cocinar con los ingredientes mencionados anteriormente (ver página 109). Es como si hubieras pasado por esa misma ventanilla del sitio donde a ellos tanto les gusta ir, pero de una manera absolutamente saludable.

Ahora vamos para el almuerzo. No me digan que ustedes son de los que dejan que la escuela sea la responsable de alimentar a sus hijos. Pues, de ser así, ya saben que lo que ellos comerán será hamburguesa con papas fritas, macarrones y queso y, para rematar con broche de oro, el gran premio: ¡el viernes de pizza!

Aquí les va otro truco: ¿qué tal si en lugar de eso, eligen nombres que a los chicos les gusten para bautizar la comida de la casa? Por ejemplo, el "Popcorn Chicken"; mis hijos adoraban ese pollo solo por el nombre, y realmente consistía en un pollo a la parrilla cortado en trozos cuadrados.

Al salir de la escuela, aliéntalos a comer una barra de proteína o batido de chocolate o del sabor que a ellos más les guste; y si no la tienes, deja en casa preparadas unas albóndigas de pavo, pollo o carne, un pollo desmenuzado, una hamburguesa o también una manzana con kiwis y arándanos. Después de comer, ese es el momento perfecto para ponerlos a quemar calorías, que hagan una actividad física, la que ellos prefieran y sea su favorita: baile, karate, baloncesto, cualquier cosa menos sentarse frente al televisor.

Al llegar a casa, luego de haber hecho toda esta actividad, van a tener tanta hambre que ellos querrán comer lo que sea que les tengas preparado. Puede ser una proteína como pechuga, caderitas de pollo, salmón, tilapia, sardinas y hasta una carne asada.

Las ensaladas y los vegetales que son tan poco llamativos para los niños, también hay manera de que ellos los empiecen a amar. Y es que existe un aderezo agridulce delicioso para la ensalada, con aceite de oliva, vinagre balsámico y miel de abeja; estoy seguro de que a tus hijos esto les va a encantar.

Sé que suena muy fácil y quizás llevado a la práctica no lo sea tanto, pero si nos organizamos y sacamos el tiempo del día antes para dejar lista la comida de nuestros hijos, vamos a lograr el objetivo. Y si tú que me lees ahora mismo estás diciendo que no tienes tiempo, pues yo te digo que es preferible sacar tiempo para preparar loncheras saludables y no para llevarlos al médico el día de mañana.

Como sabemos, a los niños hay que invitarlos a practicar actividades llamativas y divertidas de acuerdo a su edad, tales como montar en bicicleta, patinar, andar en patineta, jugar baloncesto o incluso algo tan sencillo como salir a correr a un parque. Si el niño ve el ejercicio como algo obligatorio o rutinario, será un poco complicado que se acostumbre y que quiera hacerlo. Pero he querido insistir mucho en el tema de la alimentación más que en el ejercicio, ya que no servirá de mucho que un niño practique algún deporte si al llegar a casa lo está esperando una pizza o un tarro de helado.

De igual manera es bien sabido que el exceso de tiempo frente al televisor, la computadora o los video juegos es el gran amigo de la obesidad infantil.

Mi recomendación es que inscribas a tu hijo en una actividad deportiva de su agrado, siempre complementada con una nutrición balanceada. Esa es la fórmula ganadora para la buena salud física y mental de tu hijo.

Los abuelos y el ejercicio

Nunca es tarde para comenzar a ejercitarse. Lo ideal es hacerlo a una edad temprana, pues así logras conservar una buena salud. Y aunque muchas personas con ya algunos años sienten que ya no son aptos para realizar alguna actividad, esta no es excusa para quedarse sentado viendo pasar el tiempo y con él, las enfermedades. Por eso es recomendable que la gente de la tercera edad tome como hábito la actividad física.

EJERCICIO IGUAL A SALUD

En todos los años que llevo como entrenador, me he percatado de que realizar alguna actividad a cualquier edad ofrece muchos beneficios, pues con el paso del tiempo vienen ciertos efectos en el cuerpo y la mente. Pero con la ayuda del ejercicio estos pueden retardarse. Eso sí, para que haya un resultado efectivo el ejercicio se debe complementar con una buena alimentación.

Hacer ejercicio contribuye a conservar una buena masa muscular, pero con los años nuestro cuerpo se va debilitando. La gente tiene el mal hábito de descuidar su imagen, y más cuando se llega a la tercera edad, pues creen que ya no poseen la fuerza necesaria para ejercitarse, lo cual no es cierto.

Existen abuelos que aún realizan alguna actividad física, lo cual les ha dado resistencia en sus músculos. Además su porcentaje de grasa se ha mantenido normal y han logrado crear más masa corporal, la cual suele disminuir con el tiempo.

Por otro lado, la capacidad aeróbica, que es la habilidad del cuerpo de procesar oxigeno y "bombear" correctamente la sangre a través del corazón y los pulmones, ayuda a balancear el azúcar en la sangre. Cuando esto no sucede, puede traer como consecuencia la diabetes. El nivel de colesterol tiende a subir con la edad, y es ahí donde el ejercicio combinado con una dieta baja en colesterol y grasas saturadas ayuda a controlarlo.

LA EDAD NO ES PRETEXTO

Estudios han demostrado que la presión arterial puede mantenerse en un nivel normal cuando se tiene una rutina regular de ejercicios. Además, la actividad física y una dieta rica en calcio contribuyen también a que la densidad de los huesos no disminuya.

La madurez y el paso inexorable de los años no tienen por qué ser sinónimo de enfermedad, falta de ánimo o de lo que algunas personas de la tercera edad aseguran, pues comentan que ya no están en edad para eso. Al contrario, no hay mejor actividad para sentirse útil y vivo que el ejercicio, pues este mejora considerablemente la salud mental y física.

Seguramente has escuchado decir que algunas de las enfermedades o dolencias son producto de nuestra mente, pero sé que conoces la frase que dice: "Mente sana, cuerpo sano". Y es aquí donde yo te insisto para que cuides esa maravillosa máquina, que es el cuerpo humano.

Recuerda que el mantenerse activo ayuda a prevenir y controlar enfermedades como la diabetes, el cáncer, el asma, la enfisema pulmonar, la osteoporosis, la artritis reumatoide, los dolores de espalda y la obesidad entre otros. No olvides que si el cuerpo está resistente y nuestra alimentación es la adecuada, podremos llevar una mejor vida y eso se verá reflejado en nuestro físico.

Por eso, yo te invito a que a partir de ahora comencemos a ejercitarnos y que el día para cambiar nuestra rutina sea HOY. No hay necesidad de esperar a que lleguen los problemas de salud para luchar contra ellos. Es mejor estar preparados y de esta forma evitarlos.

Me llama la atención cómo cuando pensamos en ejercitarnos y cuidar la imagen, lo primero que nos viene a la cabeza es una chica joven; pero si pensamos en nuestros abuelos, la imagen es la de una persona tomando pastillas para todo tipo de enfermedad y la "caminadora" no es precisamente la misma del gimnasio, sino la que usan cuando ya están en una edad avanzada.

No señores, no son solamente los bastones los que los abuelos

deben tener en sus manos, ya es hora de que ellos también levan-
ten pesas y usen todo tipo de máquinas en el gimnasio.

¿Por qué queremos matar más rápido a nuestros abuelos con-
denándolos a sentarlos en una silla de ruedas o una silla mecedora
antes de tiempo? ¿Quién dijo que la actividad física tiene una
fecha de vencimiento?

Mientras pasan los años regularmente nuestro cuerpo comienza a absorber menos proteínas y vitaminas haciendo que se
vaya poniendo más flácido por la pérdida de la masa muscular y
es ahí donde las personas cometen el error de abandonar la lucha,
ya que, según ellos, es normal que con los años llegue el sedentarismo. Pero están totalmente equivocados. ¿Y cómo no va a llegar
la flacidez con los años si es que su desayunito comienza a consis-
tir en una tostadita con café, o una fruta, pero la proteína brilla
por su ausencia? Y entonces viene la típica excusa de "es que con
los años el metabolismo se pone lento". No. El metabolismo no se
pone lento así nomás, somos nosotros los que nos encargamos de
que eso pase, porque lamentablemente siempre relacionamos la
vejez con la falta de comida y de ejercicio.

A menos que una persona mayor tenga una condición médica
que requiera de cuidados especiales, y no se le permita hacer ciertos ejercicios, no hay razón válida para que nuestros últimos años
los pasemos sentados frente a un televisor y que la mayor actividad física sea un juego de dominó.

Hacer ejercicio y comer cada tres horas debe seguir siendo una
prioridad para las personas mayores, especialmente si sufren de
diabetes, ya que esto es primordial para controlar esta enfermedad.

Hay que comer comidas pequeñas cada tres horas dándole
tiempo al cuerpo para metabolizar la glucosa y al mismo tiempo
mantener niveles de grasa bajos en su cuerpo.

Una persona con más de sesenta años debe hacer ejercicios con
pesas, ya que el equilibrio y la masa muscular son lo que más se
tiene que trabajar, sin olvidar el ejercicio cardiovascular. El trabajo
con pesas ayudará a mantener esa masa muscular que tanto se
pierde a esa edad y ayuda a fortalecer los huesos, las articulaciones, el corazón y mantiene la presión arterial en optimas condi-

ciones. ¿Díganme entonces si las personas mayores deben o no cuidarse más que un joven de veinte años? Pues, claro que no. Así que ahora sí, ha llegado el momento, ¡manos a la obra!

RUTINA PARA LOS HOMBRES

Haz los siguientes ejercicios los días indicados. En cada rutina (que tiene 4 ejercicios cada una) debes hacer cada ejercicio por 30 segundos uno detrás del otro sin parar hasta que termines el ejercicio numero 4.

LUNES

Rutina #1

1. JACKS CON SALTO

Posición inicial: párate con los pies juntos, la espalda recta, los brazos cayendo naturalmente a los costados y las palmas de las manos tocando tus muslos.

Hazlo así: da un brinco en tu lugar. Al caer, aterriza separando las piernas un poco más abiertas que tus hombros y levantando los brazos lateralmente hasta que las puntas de los dedos casi se toquen arriba de tu cabeza. Vuelve a saltar en tu lugar y al aterrizar, hazlo en la posición inicial. Haz todo el movimiento sin pausas.

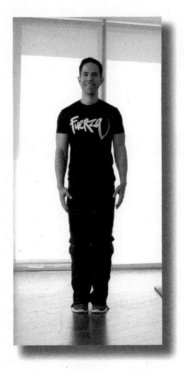 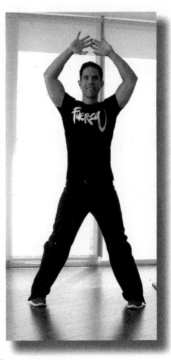

2. JACKS *EN REVERSA*

Posición inicial: párate con las piernas ligeramente separadas y tus manos tocándose por arriba de tu cabeza con los brazos estirados.

Hazlo así: da un salto en tu lugar y al aterrizar separa las piernas, baja los brazos lateralmente, flexiona las rodillas y tócate los gemelos con las manos (todo en un mismo movimiento). Salta nuevamente y regresa a la posición original.

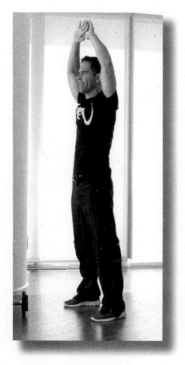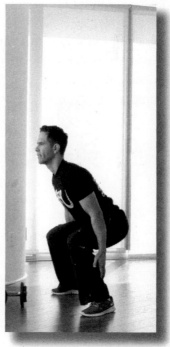

3. *LEVANTAMIENTO DE PESAS INCLINADO*

Posición inicial: recuéstate sobre una banca inclinada o una pelota de entrenamiento (si eliges ésta opción, vigila que toda tu espalda esté recargada sobre el balón y tus pies bien plantados en el piso). Toma mancuernas con ambas manos y colócalas a los lados de tu cuerpo de forma que la parte superior de tus brazos esté alineada con tu espalda, y las palmas de tus manos queden viendo hacia enfrente. (Tener en cuenta que el peso recomendado para estos ejercicios es el que tu cuerpo resista sin que corras el riesgo de lastimarte, en caso de que no estés supervisado por un profesional).

Hazlo así: estira los brazos por arriba del pecho hasta que las mancuernas casi se toquen en la parte más alta del movimiento. Regresa a la posición inicial (deberás mantener las muñecas rectas durante todo el ejercicio).

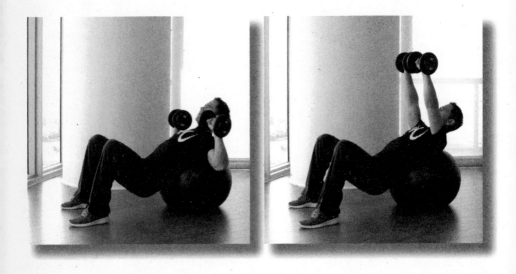

4. *LAGARTIJAS (O PLANCHAS) CON LAS PIERNAS SOBRE LA PELOTA*

Posición inicial: colócate en posición de lagartijas (con las manos apoyadas en el piso a la altura de los hombros), pero en lugar de apoyar los pies en el suelo, súbelos a una pelota de entrenamiento o una silla. Tu torso y tus piernas deberán quedar paralelas al piso.

Hazlo así: Dobla los codos y baja el torso hasta que casi toque el piso. Regresa a la posición inicial con el mismo movimiento en reversa.

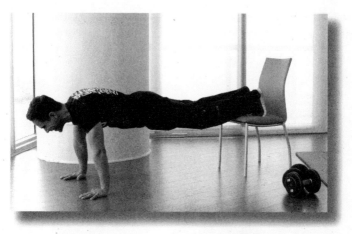

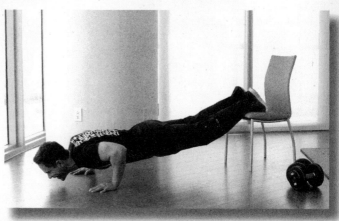

Rutina #2

5. *MARTILLOS EN POSICIÓN DE* CATCHER

Posición inicial: toma unas mancuernas, párate con las piernas separadas al ancho de los hombros y flexiona las rodillas hasta que tus muslos queden casi paralelos con el piso. Las mancuernas estarán a los lados de tu cuerpo con las palmas viendo hacia tu cuerpo respetando la caída natural de los brazos.

Hazlo así: sin mover las piernas ni levantar los brazos, dobla los codos y alza las pesas hasta que casi toquen tus hombros. Todo el tiempo las palmas de tus manos estarán viendo hacia adentro. Baja a la posición de inicio.

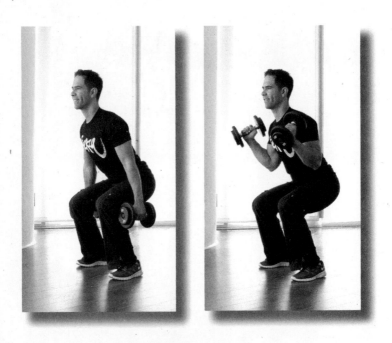

6. CURL *CON TOALLA*

Posición inicial: de pie, toma una toalla enrollada con ambas manos de manera que queden estirando totalmente la toalla al ancho de tus hombros y procurando que la toalla quede bien tensa todo el tiempo. Tus palmas deberán ver hacia arriba. Coloca las manos con la toalla a la altura de tus muslos.

Hazlo así: manteniendo la máxima tensión que puedas en la toalla jalando ambos lados hacia fuera, sube las manos doblando los codos (solamente subirás los antebrazos). Baja a la posición de inicio.

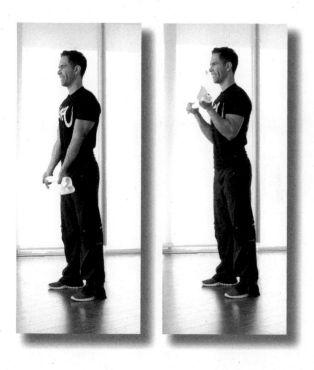

7. *LAGARTIJAS UNO–UNO*

Posición inicial: colócate en posición de lagartijas (boca abajo con las puntas de los pies en el piso), pero en lugar de apoyarte en las palmas de las manos lo harás con los antebrazos de manera que las palmas queden una frente a la otra.

Hazlo así: coloca primero la palma de la mano izquierda en el piso, haz lo mismo con la otra mano y levanta tu torso. Regresa a la posición inicial doblando primero tu brazo izquierdo. Haz lo mismo empezando con tu brazo derecho. Al estar en la posición de lagartijas, flexiona los brazos para hacer una lagartija. Cuando vuelvas a estirar los brazos, apoya los antebrazos uno por uno empezando por el derecho, hasta llegar a la posición inicial. La siguiente repetición la harás comenzando con tu brazo izquierdo.

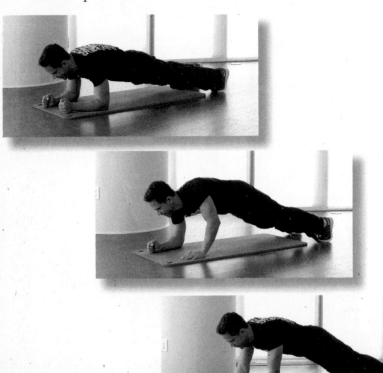

8. *SÚPER 21*

Posición inicial: párate con los pies ligeramente separados, la espalda recta y toma dos mancuernas. Colócalas a los lados de tu cuerpo respetando la caída natural de los brazos.

Hazlo así: levanta las mancuernas doblando únicamente los codos hasta que tus antebrazos queden paralelos al piso. Baja las pesas hasta la posición inicial. Haz siete repeticiones así, sin descansar. Sube las pesas nuevamente hasta que tus antebrazos queden paralelos al piso, sube las mancuernas doblando únicamente los codos hasta que casi toquen tus hombros, bájalas hasta que nuevamente tus antebrazos queden paralelos al piso. Haz siete repeticiones. En la última, baja los brazos hasta la posición inicial y haz siete repeticiones haciendo el movimiento completo.

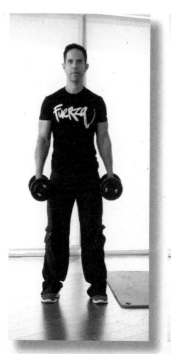
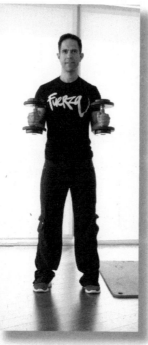
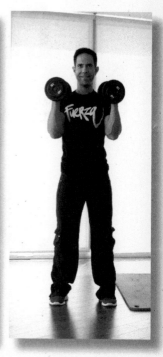

MIÉRCOLES

Rutina #1

1. CARRERA EN POSICIÓN DE LAGARTIJAS

Hazlo así: ponte en posición de lagartijas, pero dobla una pierna de manera que quede cerca del pecho, como si estuvieras en posición de arranque para una carrera. Da un pequeño salto sin dejar de apoyar tus manos en el piso. Al aterrizar, invierte las piernas. Hazlo de manera tal que agarres un ritmo rápido sin detenerte.

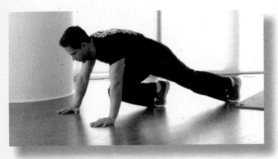

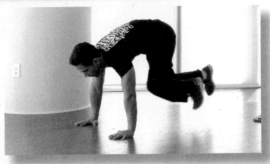

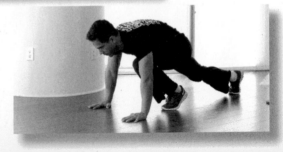

2. *REMO CON UNA MANO SOBRE SILLA*

Posición inicial: párate de forma que te quede la silla en tu lado derecho. Apoya la mano de ese lado sobre el asiento de la silla. Mantén la espalda recta, baja el torso flexionando la cadera. Toma una mancuerna con la otra mano.

Hazlo así: Levanta la mancuerna flexionando el codo, hasta que llegue a la altura de tus costillas. Haz repeticiones por 15 segundos, cambia de mano y haz lo mismo del otro lado.

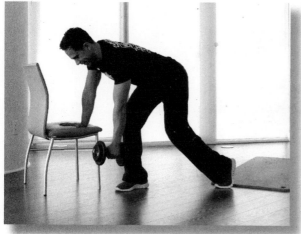

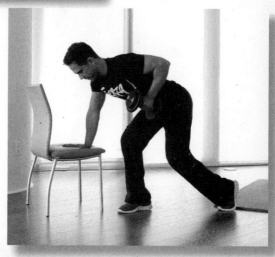

3. *SALTOS AL FRENTE CON PIERNAS ESTIRADAS*

Hazlo así: colócate en posición de lagartijas pero con las piernas abiertas. De un salto, lleva ambas piernas hasta la altura del pecho. Brinca nuevamente hasta que quedes en posición de lagartijas nuevamente (las manos no se moverán de su lugar en ningún momento).

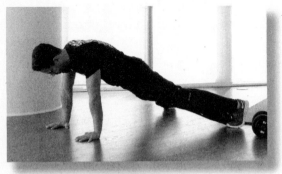

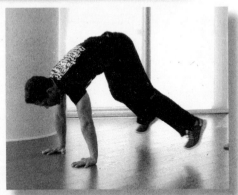

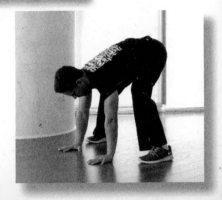

4. *REMO INVERTIDO*

Posición inicial: toma dos mancuernas y párate con los pies abiertos a la altura de los hombros. Dobla ligeramente las rodillas. Flexiona la cadera de modo que la espalda quede a 45 grados con respecto al piso. Baja los brazos hasta que queden a la altura de los muslos y sostén las mancuernas con agarre invertido (las palmas viendo hacia el frente).

Hazlo así: levanta las mancuernas jalándolas hacia tu pecho de forma que tus codos queden a los costados de tu torso. Regresa a la posición inicial con un movimiento en reversa.

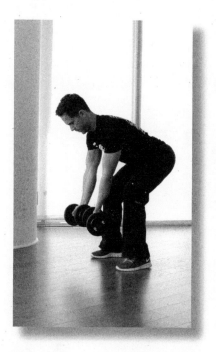
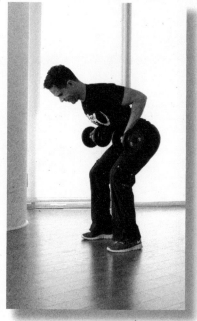

Rutina #2

5. *PATADA DE TRÍCEPS ACOSTADO*

Posición inicial: recuéstate sobre tu espalda en una banca o en el piso. Planta bien tus pies en el suelo o banca flexionando las rodillas. Toma un par de mancuernas y estira los brazos a la altura de tu pecho con las palmas viendo hacia adentro.

Hazlo así: flexionando solamente tus codos, baja las mancuernas hasta que queden a los lados de tus orejas. Haz este movimiento en tres tiempos. Regresa a la posición inicial estirando nuevamente tus codos de un movimiento rápido.

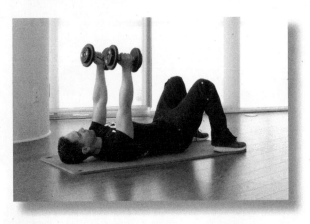

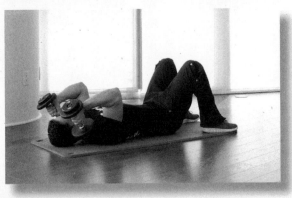

6. *SAPITOS*

Posición inicial: párate con las piernas abiertas al ancho de los hombros y los brazos estirados arriba de la cabeza.

Hazlo así: flexiona las rodillas mientras bajas los brazos para apoyar las palmas de las manos delante de ti; de un salto, estira las piernas hasta quedar en posición de lagartijas. Regresa a la posición inicial con un movimiento en reversa. Recuerda que este ejercicio se hace sin pausas.

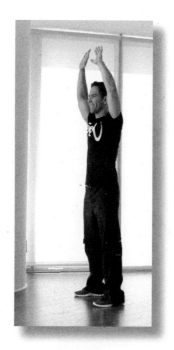

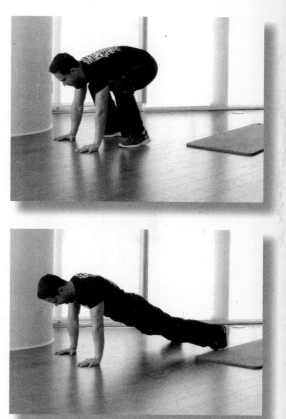

7. *EXTENSIÓN DE TRÍCEPS PARADO CON MANCUERNAS*

Posición inicial: párate con las piernas abiertas al ancho de los hombros, las rodillas ligeramente flexionadas, un par de mancuernas con los brazos estirados arriba de tu cabeza y las palmas mirando hacia adentro.

Hazlo así: flexionando únicamente los codos, baja las pesas hacia atrás de la nuca y regresa a la posición inicial de un movimiento rápido en reversa.

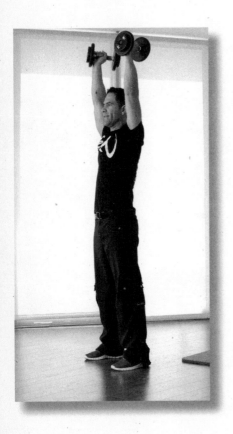 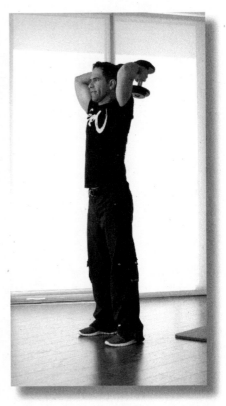

8. *PATADAS DE CABALLO*

Posición inicial: párate con las piernas abiertas al ancho de los hombros, las rodillas ligeramente flexionadas y un par de mancuernas en las manos. Flexiona tu cadera hasta que tu espalda quede paralela al piso. Sostén las mancuernas a los lados de tu torso con los codos flexionados.

Hazlo así: sin mover el torso, los hombros ni las piernas, estira los brazos lo más que puedas y regresa a la posición de inicio doblando los codos.

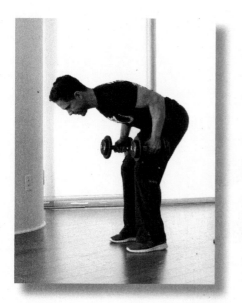 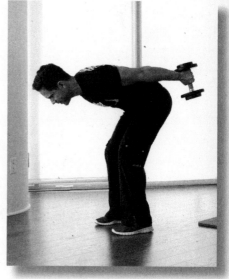

VIERNES

Rutina #1

Los ejercicios 5, 6, 7 y 8 los harás en serie. Esto quiere decir que los harás por 30 segundos cada uno y pasarás al siguiente sin descansar. Tienes que hacer cuatro series.

1. CALENTAMIENTO CON TOALLA (CUATRO EJERCICIOS)

Posición inicial: toma una toalla con ambas manos. Jálala para tensarla, como si quisieras romperla, y estira los brazos a la altura de los hombros. Las palmas deben ver hacia abajo. La tensión la mantendrás durante todos los movimientos.

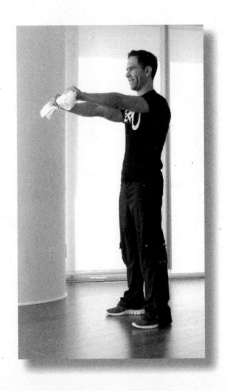

Hazlo así: (1) Tensando lo más que puedas la toalla, haz pequeños círculos hacia tu derecha por 15 segundos. Haz lo mismo
pero hacia el otro lado. Descansa 15 segundos en la posición
inicial sin dejar de tensar la toalla.

(2) Comenzando en la posición inicial, jala la toalla hasta que
quede enfrente de tu quijada y regresa a la posición inicial. Haz
esto por 15 segundos más. Descansa otros 15 segundos como
está descrito anteriormente.

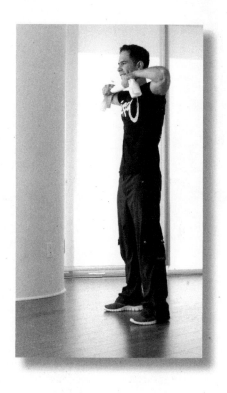

(3) Alza y baja la toalla enfrente de tu cara por 15 segundos. Descansa 15 segundos.

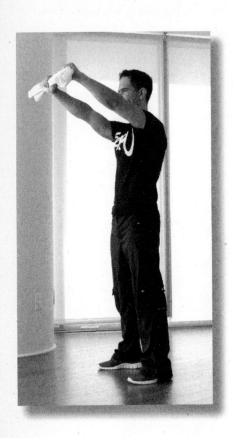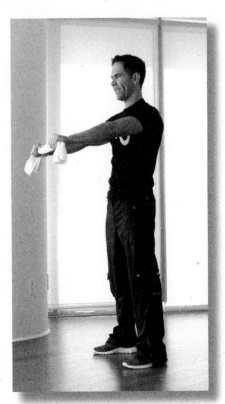

(4) Para finalizar, baja la toalla hasta que queda frente a tus piernas. Jala con un brazo lateralmente hasta que ambas manos queden a la altura del hombro de ese lado. Hazlo 17 veces. Descansa 15 segundos y haz 17 repeticiones del otro lado. Todo el tiempo tendrás que tensar la toalla.

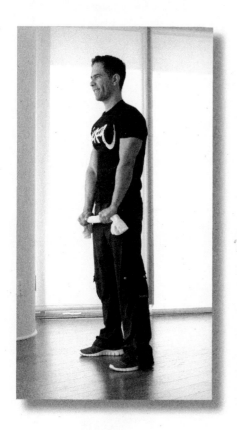
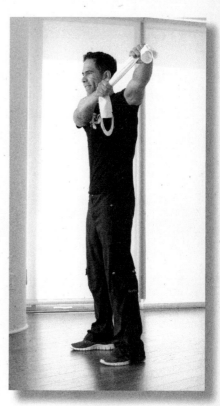

2. *LEVANTAMIENTO DE PESAS ARNOLD*

Posición inicial: toma un par de mancuernas; párate con los pies abiertos al ancho de los hombros. Sube ambas mancuernas flexionando solamente los codos hasta que queden justo frente a tus hombros, cuidando que las manos queden viendo hacia tu cuerpo.

Hazlo así: Levanta las mancuernas estirando tus brazos por arriba de tu cabeza. Cuando subas las pesas, gira las muñecas para que en la parte más alta del movimiento, tus palmas queden viendo hacia el frente. Regresa a la posición inicial. Todo el tiempo realizarás el ejercicio con las rodillas flexionadas.

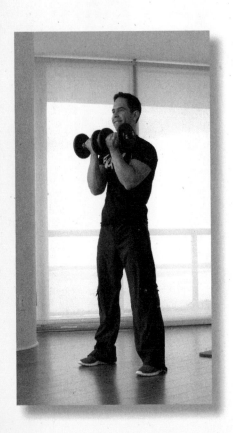
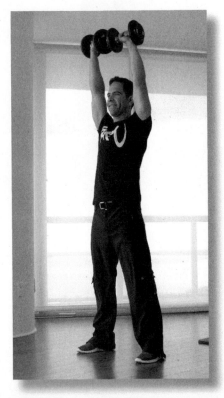

3. JACK *SALTANDO CON MANCUERNAS*

Posición inicial: toma un par de mancuernas y párate en posición de *catcher* con las pesas a los lados de las piernas.

Hazlo así: salta en tu lugar. Al aterrizar, hazlo con las piernas juntas mientras subes las pesas lateralmente arriba de la cabeza. Regresa a la posición inicial de un salto.

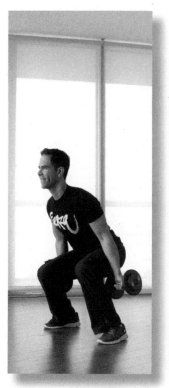
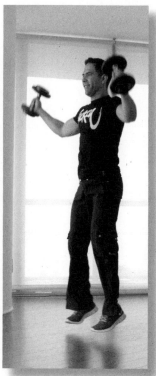
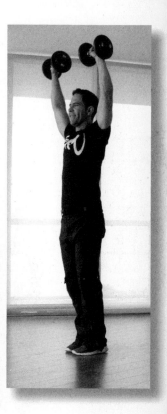

4. *ELEVACIÓN FRONTAL DE MANCUERNAS EN POSICIÓN DE* CATCHER

Posición inicial: toma unas mancuernas y párate en posición de *catcher.* Las mancuernas estarán a los lados de tu cuerpo respetando la caída natural de los brazos con las palmas viendo hacia adentro.

Hazlo así: manteniendo tus brazos rectos, levanta las pesas hacia el frente hasta que queden a la altura de los hombros. Regresa lentamente a la posición inicial.

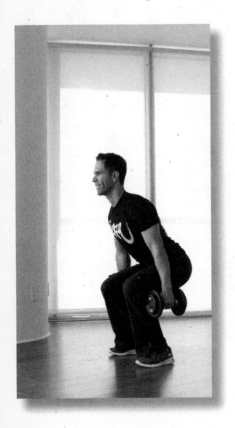
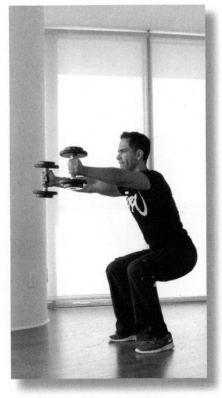

Rutina #2

5. *POSICIÓN DE* CATCHER *CON MANCUERNAS*

Hazlo así: toma unas mancuernas y párate en posición de *catcher*. Las mancuernas estarán a los lados de tu cuerpo respetando la caída natural de los brazos con las palmas viendo hacia adentro. Conserva la posición por 30 segundos.

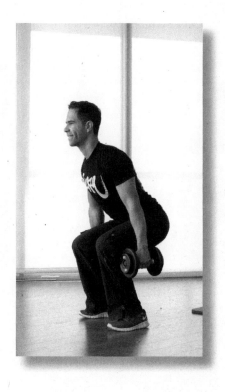

6. SQUAT *CON MANCUERNAS*

Posición inicial: posición de *catcher*.

Hazlo así: estira las piernas y flexiónalas hasta regresar a la posición de *catcher*. Haz esto por 30 segundos.

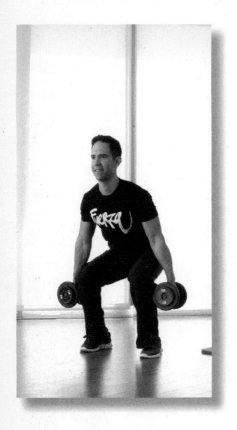 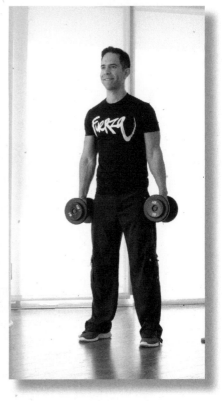

7. *PESO MUERTO CON MANCUERNAS*

Posición inicial: párate con los piernas ligeramente separadas y toma un par de mancuernas, que colocarás frente a tu cuerpo respetando la caída natural de tus brazos.

Hazlo así: con las rodillas apenas dobladas, flexiona la cadera manteniendo la espalda recta y sacando los glúteos hasta llegar a la parte más baja que puedas sin doblar más las rodillas. Regresa a la posición inicial con un movimiento en reversa.

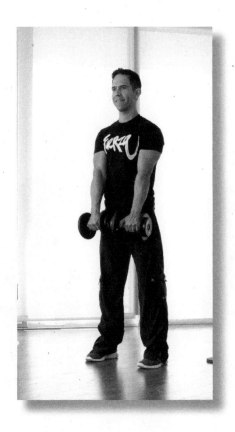
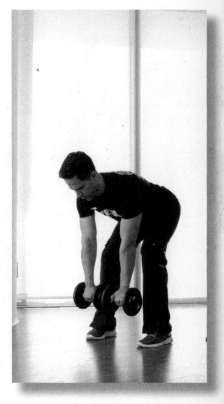

8. *DESPLANTES CON SALTO Y MANCUERNAS*

Posición inicial: toma unas mancuernas y párate con las piernas juntas y las pesas a los lados de tu cuerpo.

Hazlo así: da un salto en tu lugar. Al aterrizar, adelantarás tu pierna derecha y retrocederás la izquierda flexionando ambas rodillas de manera que tu muslo de enfrente y tu pantorrilla trasera queden paralelos al piso. Salta desde esa posición y al aterrizar invierte las piernas.

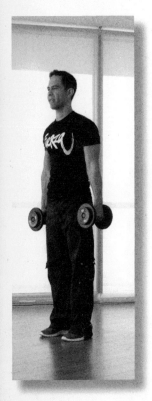 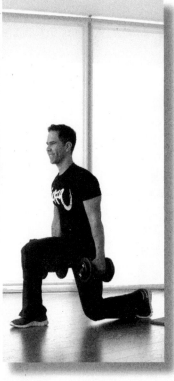 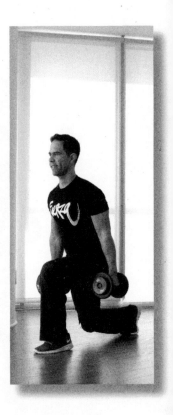

RUTINA PARA LAS MUJERES

Haz los siguientes ejercicios los días indicados. En la rutina #1 (que tiene 4 ejercicios) debes hacer cada ejercicio por 30 segundos uno detrás del otro sin parar hasta que termines el ejercicio número 4. Ahora bien, en la rutina #2 se hace exactamente lo mismo, la única diferencia es que allí hay cinco ejercicios en lugar de cuatro.

LUNES

Rutina #1

1. JACKS CON SALTO

Posición inicial: párate con los pies juntos, la espalda recta, los brazos cayendo naturalmente a los costados y las palmas de las manos mirando al frente.

Hazlo así: da un brinco en tu lugar. Al caer, aterriza separando las piernas un poco más que el ancho de tus hombros y levantando los brazos lateralmente hasta que las puntas de los dedos casi se toquen arriba de tu cabeza. Vuelve a saltar en tu lugar, al aterrizar, hazlo en la posición inicial. Haz todo el movimiento sin pausas.

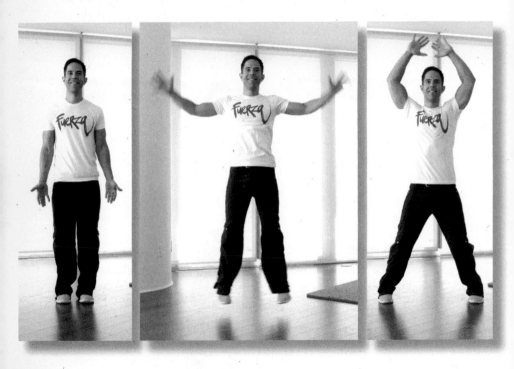

2. CALENTAMIENTO CON TOALLA (CUATRO EJERCICIOS)

Posición inicial: Toma una toalla con ambas manos, jálala para tensarla, como si quisieras romperla, y estira los brazos a la altura de los hombros. Las palmas deben ver hacia abajo. Mantendrás la toalla tensa durante todos los movimientos.

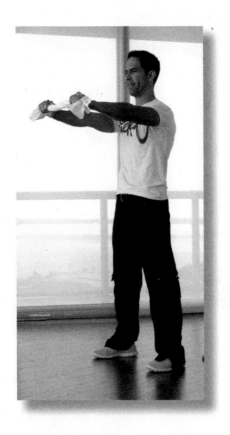

Hazlo así: (1) Tensando lo más que puedas la toalla después de aguantar 30 segundos en la posición inicial, haz pequeños círculos hacia tu derecha por 15 segundos. Haz lo mismo pero hacia el otro lado. Descansa 15 segundos en la posición inicial sin dejar de tensar la toalla.

(2) Comenzando en la posición inicial, hala la toalla hasta que quede enfrente de tu quijada y regresa a la posición inicial. Haz esto por 15 segundos más. Descansa otros 15 segundos como está descrito anteriormente.

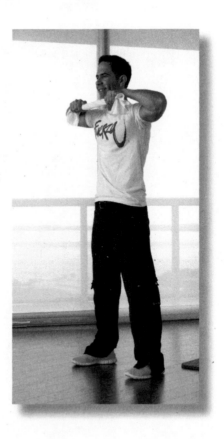

(3) Alza y baja la toalla enfrente de tu cara por 15 segundos. Descansa 15 segundos.

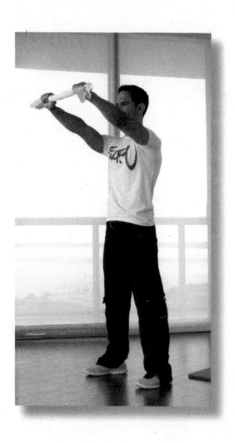
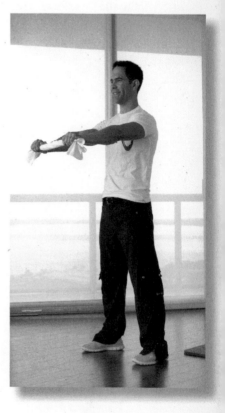

(4) Para finalizar, baja la toalla hasta que quede frente a tus piernas. Hala con tu brazo derecho lateralmente hasta que ambas manos queden a la altura del hombro de ese lado y baja la toalla. Hazlo 17 veces. Descansa 15 segundos y haz 17 repeticiones del otro lado.

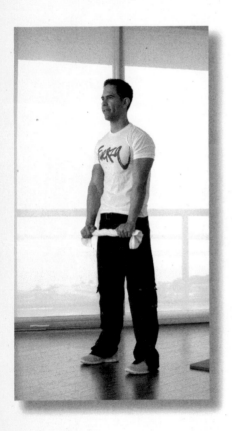
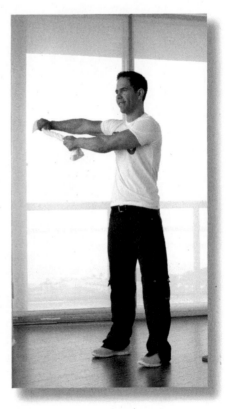

3. SQUAT *CON* PRESS

Posición inicial: toma un par de mancuernas, sube los brazos flexionando los codos hasta que las pesas casi toquen tus hombros y párate con los pies un poco más abiertos que el ancho de los hombros.

Hazlo así: haz una sentadilla, flexionando las rodillas hasta que tus muslos queden paralelos al piso y sube estirando las piernas. Al regresar arriba, inmediatamente estira los brazos con las pesas por arriba de tu cabeza. Baja los brazos a la posición de inicio y vuélvelo a hacer.

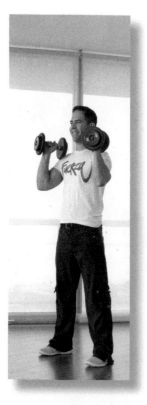
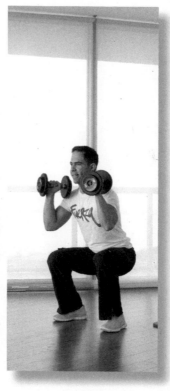
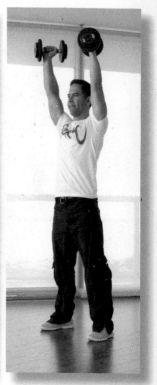

4. *LEVANTAMIENTOS LATERALES EN POSICIÓN DE* CATCHER

Posición inicial: toma unas mancuernas, párate con las piernas separadas al ancho de los hombros y flexiona las rodillas hasta que tus muslos queden casi paralelos con el piso. Las mancuernas estarán a los lados de tu cuerpo con las palmas viendo hacia tu cuerpo respetando la caída natural de los brazos.

Hazlo así: levanta los brazos lateralmente sin doblarlos hasta que lleguen a la altura de los hombros. Regresa a la posición inicial.

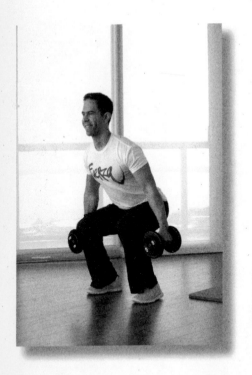 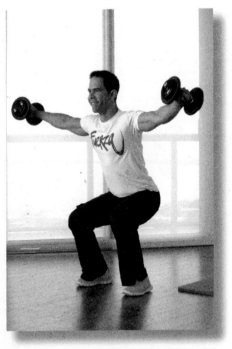

Rutina #2

5. CURL *DE MARTILLO*

Posición inicial: toma un par de mancuernas y párate con los pies un poco más abiertos que el ancho de los hombros. Coloca los brazos a los lados respetando su caída natural.

Hazlo así: sube los antebrazos flexionando los codos hasta que las pesas lleguen a la altura de tus hombros. Baja a la posición inicial.

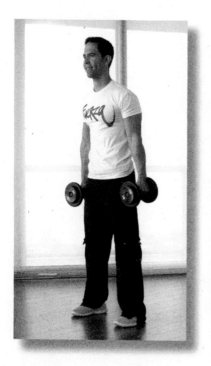 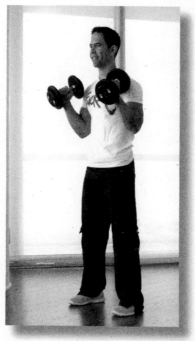

6. JACKS *EN REVERSA*

Posición inicial: párate con las piernas levemente separadas y tus manos tocándose por arriba de tu cabeza con los brazos estirados.

Hazlo así: da un salto en tu lugar y al aterrizar separa las piernas, baja los brazos lateralmente, flexiona las rodillas y tócate los gemelos con las manos (todo en un mismo movimiento). Salta nuevamente y regresa a la posición original.

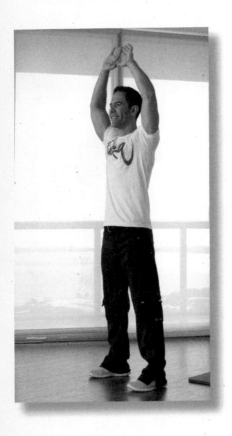
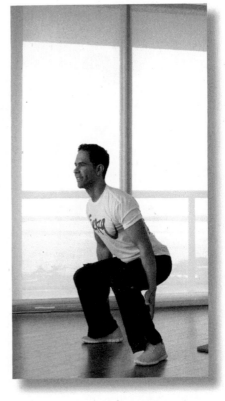

7. SQUATS *PEQUEÑOS*

Posición inicial: párate con los pies un poco más abiertos que los hombros, flexiona las rodillas hasta que tus muslos queden casi paralelos con el piso. Cuida que tu espalda esté recta.

Hazlo así: baja lo más que puedas sin dejar de apoyar toda la planta de los pies en el suelo. Regresa a la posición inicial. Haz el movimiento lo más rápido que puedas.

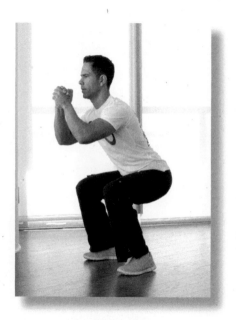
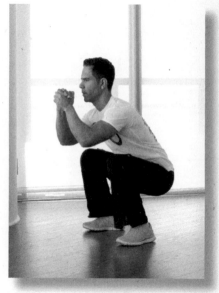

8. SQUAT *CON SALTO*

Posición inicial: párate con los pies un poco más abiertos que los hombros y los brazos ligeramente flexionados enfrente de tu pecho. Cuida que tu espalda esté recta.

Hazlo así: haz un *squat* flexionando las rodillas sin dejar de apoyar toda la planta de los pies. Cuando vayas para arriba, da un salto en tu lugar, y al aterrizar haz inmediatamente otro *squat*.

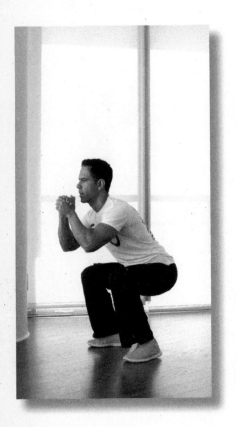 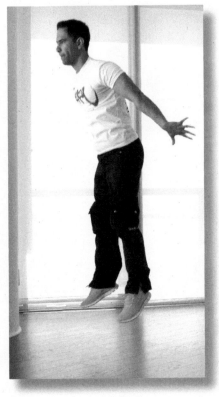

9. *DESPLANTES CAMINANDO*

Posición inicial: párate con los pies separados al ancho de la cadera.

Hazlo así: da un paso largo hacia el frente con la pierna derecha, dobla la rodilla derecha y baja el cuerpo hasta que tu rodilla forme un ángulo de 90 grados (importante: vigila que tu rodilla no rebase la punta de tu pie; para esto, tendrás que concentrarte en flexionar la rodilla de atrás). Sube el cuerpo dando simultáneamente un paso con la pierna izquierda, repitiendo el movimiento anterior. Cuida que tu espalda esté recta durante todo el movimiento.

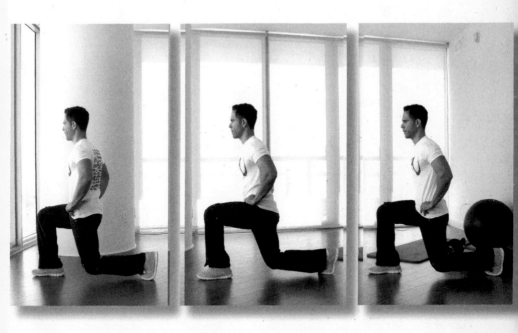

MIÉRCOLES

Rutina #1

1. SAPITOS

Posición inicial: párate con las piernas abiertas a la altura de los hombros y los brazos estirados arriba de la cabeza.

Hazlo así: flexiona las rodillas mientras bajas los brazos para apoyar las palmas de las manos en el piso delante de ti; de un salto, estira las piernas hasta quedar en posición de lagartijas. Regresa a la posición inicial con un movimiento en reversa. Recuerda que este ejercicio se hace sin pausas.

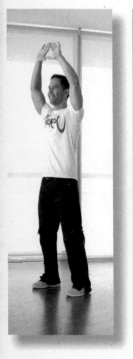 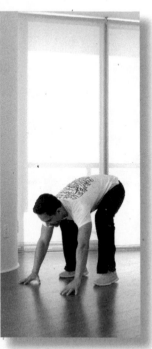 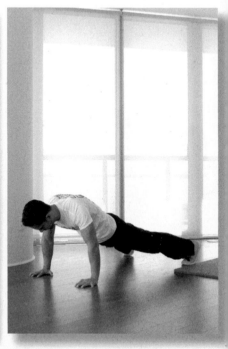

2. *CORTE DE LEÑA*

Posición inicial: toma una mancuerna con las dos manos, párate con los pies separados al ancho de los hombros.

Hazlo así: gira tu pie izquierdo de forma que el talón quede viendo hacia fuera y flexiona la rodilla derecha mientras bajas el tronco hasta que la pesa casi toque el piso. Gira sobre tu pie izquierdo al mismo tiempo que giras y levantas el tronco; alza la pesa con ambas manos estirando los brazos en diagonal hasta que la mancuerna quede arriba de tu cabeza de tu lado izquierdo. Para esto tendrás que girar tu pie derecho de manera que el talón quede apuntando a la derecha. Regresa con un movimiento en reversa. Al terminar tus repeticiones, hazlo del otro lado.

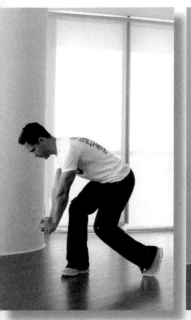
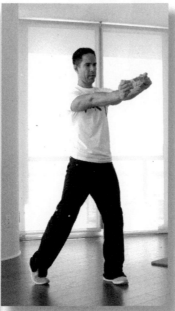
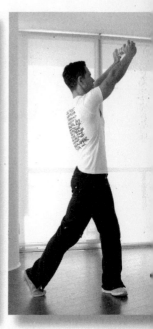

3. *REMO CON UNA MANO SOBRE SILLA*

Posición inicial: párate de forma que te quede la silla en tu lado derecho. Apoya la mano de ese lado sobre el asiento de la silla. Mantén la espalda recta, baja el torso flexionando la cadera. Toma una mancuerna con la otra mano.

Hazlo así: alza la pesa flexionando el codo hasta que casi llegue hasta tus costillas. Baja la mancuerna. Sigue con el otro lado.

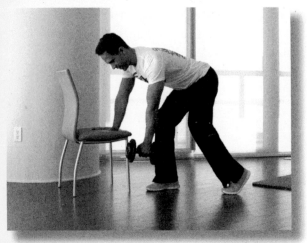

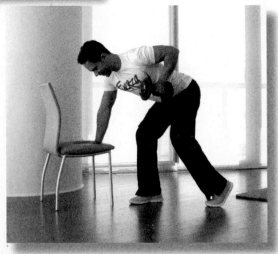

4. *PATADAS DE CABALLO APOYADA EN SILLA*

Posición inicial: párate de forma que te quede la silla en tu lado derecho. Apoya la mano de ese lado sobre la silla. Mantén la espalda recta, baja el torso flexionando la cadera. Toma una mancuerna con la otra mano y álzala flexionando el codo hasta que casi llegue hasta tus costillas.

Hazlo así: sin mover el torso, los hombros ni las piernas, estira el brazo con la mancuerna hacia atrás lo más que puedas y regresa a la posición de inicio doblando el codo. Cambia de lado y repite.

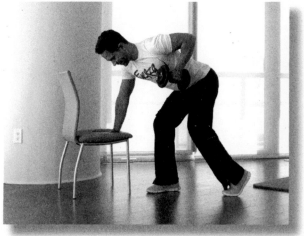

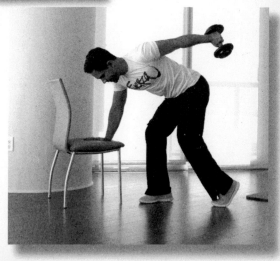

Rutina #2

5. *EXTENSIÓN DE TRÍCEPS PARADA CON MANCUERNAS*

Posición inicial: párate con las piernas abiertas al ancho de los hombros, las rodillas ligeramente flexionadas, un par de mancuernas con los brazos estirados arriba de tu cabeza y las palmas viéndose entre sí.

Hazlo así: flexionando únicamente los codos, baja las pesas hacia atrás de la nuca y regresa a la posición inicial de un movimiento rápido en reversa.

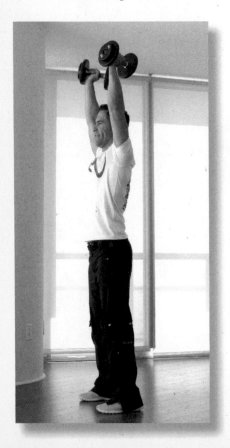 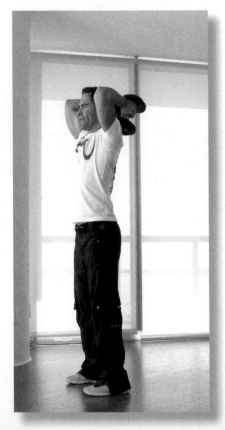

6. *FONDOS EN BANCA*

Posición inicial: Sentado en una silla, acomoda las manos debajo de tus muslos, pon los pies juntos y separados de la silla y, apoyándote en las piernas, saca los glúteos hacia el frente de la silla, dejando los brazos como único apoyo en la silla.

Hazlo así: Flexiona los brazos y baja el cuerpo como si fueras a sentarte en el piso, pero con los brazos siempre sosteniendo la silla y vuelve a tu posición inicial.

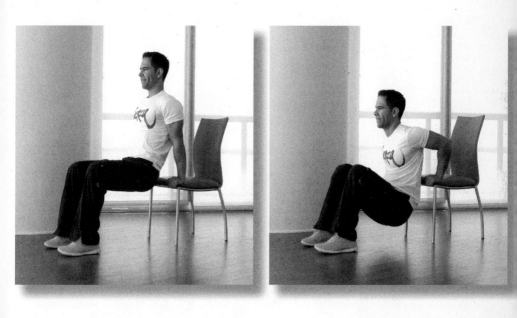

7. *DESPLAZAMIENTOS LATERALES*

Posición inicial: toma una mancuerna con las dos manos y párate con los pies juntos y la mancuerna frente a tus piernas.

Hazlo así: da un paso lateral con la pierna derecha y flexiona la rodilla para bajar el cuerpo. Regresa a la posición inicial de un movimiento en reversa. Al acabar con la pierna derecha sigue con la izquierda. Vigila que la pierna que se queda en su lugar quede totalmente recta cuando bajes el cuerpo y mira todo el tiempo hacia delante.

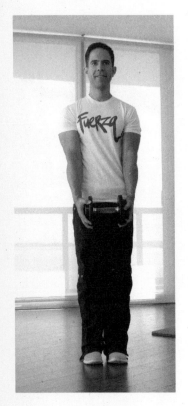
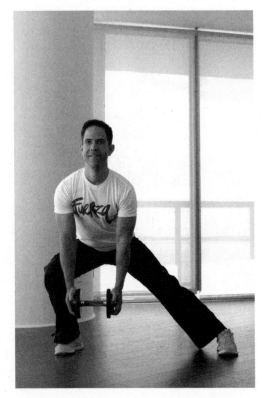

8. *PESO MUERTO CON MANCUERNAS*

Posición inicial: párate con las piernas ligeramente separadas y toma un par de mancuernas, que colocarás frente a tu cuerpo respetando la caída natural de tus brazos.

Hazlo así: con las rodillas apenas dobladas, flexiona la cadera manteniendo la espalda recta y sacando los glúteos hasta llegar a la parte más baja que puedas sin doblar más las rodillas. Regresa a la posición inicial con un movimiento en reversa.

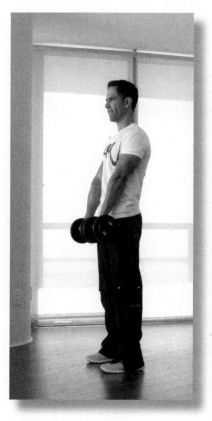
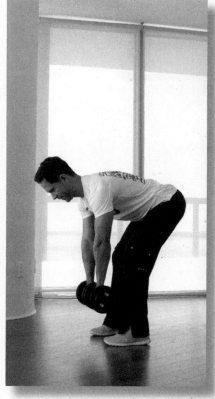

9. *DESPLANTES EN REVERSA*

Hazlo así: párate con las piernas juntas. Si quieres puedes aga-
rrarte del respaldo de una silla con una mano. Da un paso hacia
atrás con una pierna y baja el cuerpo de manera que el muslo
de adelante quede paralelo al piso y la rodilla de atrás quede a
unos centímetros del suelo. Regresa a la posición inicial y cambia de pierna.

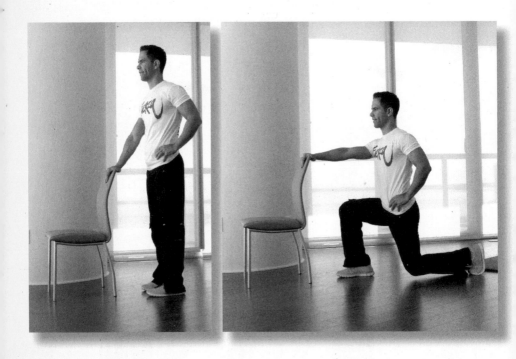

VIERNES

Rutina #1

1. SQUAT *CON MANCUERNAS*

Posición inicial: posición de catcher sosteniendo dos mancuernas a los lados del cuerpo.

Hazlo así: estira las piernas y flexiónalas hasta regresar a la posición de catcher. Has esto por 30 segundos.

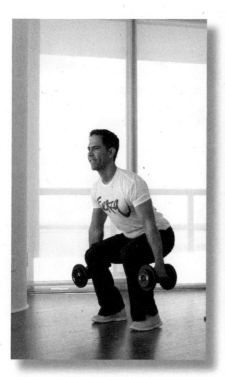
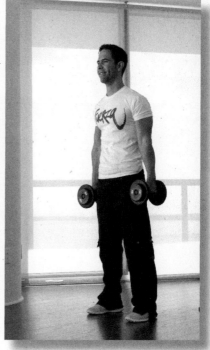

2. SWITCH *CON MANCUERNAS*

Posición inicial: de pie sosteniendo unas mancuernas con las manos a los lados de tu cuerpo y las piernas separadas al ancho de tus hombros.

Hazlo así: haz un *squat*, y desde la posición de *catcher*, salta dando un giro de 180 grados, al aterrizar flexiona las piernas para quedar nuevamente en posición de *catcher*.

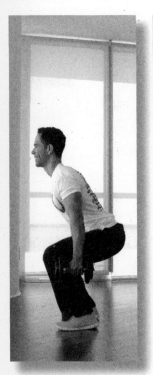 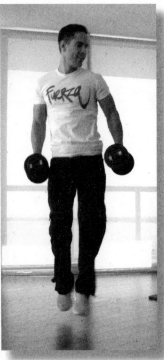 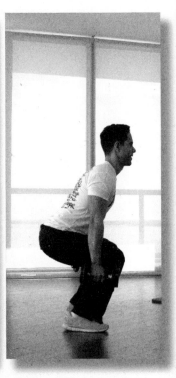

3. SQUATS *CON MANCUERNAS Y SALTO*

Posición inicial: de pie sosteniendo unas mancuernas con las manos a los lados de tu cuerpo y las piernas separadas al ancho de tus hombros.

Hazlo así: haz un *squat*, pero cuando vayas hacia arriba, salta en tu lugar; al aterrizar haz inmediatamente otro *squat*.

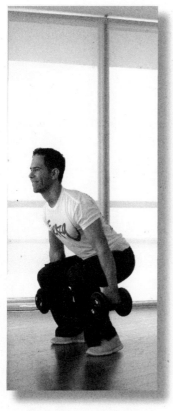 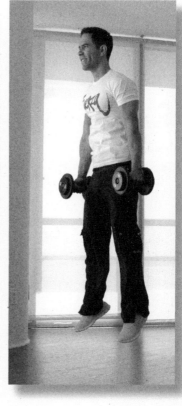

4. *DESPLAZAMIENTOS LATERALES*

Posición inicial: toma una mancuerna con las dos manos y párate con los pies juntos y la mancuerna frente a tus piernas.

Hazlo así: da un paso lateral flexionando la rodilla para bajar el cuerpo. Regresa a la posición inicial de un movimiento en reversa. Al acabar con una pierna sigue con la otra. Vigila que la pierna que se queda en su lugar quede totalmente recta cuando bajes el cuerpo y mira todo el tiempo hacia delante.

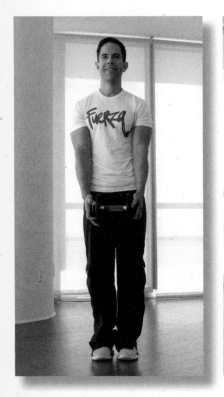 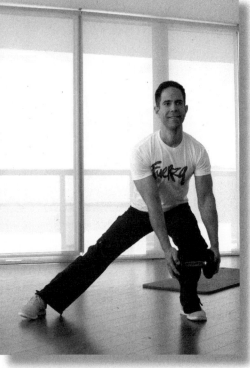

Rutina #2

5. SQUATS *DE BALLET*

Posición inicial: toma una mancuerna y colócala frente a tu cuerpo. Abre las piernas un poco más que el ancho de tus hombros con la punta de los pies apuntando hacia fuera.

Hazlo así: flexionando ambas rodillas, baja el cuerpo hasta que tus muslos queden paralelos al piso. Regresa a la posición inicial.

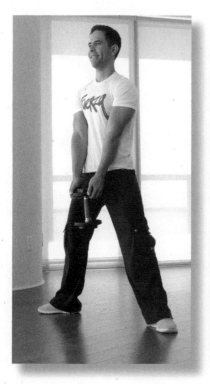
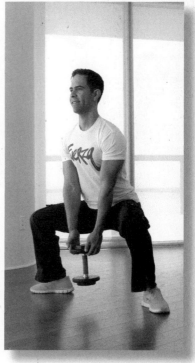

6. CURL *DE BÍCEPS CONTRA LA PARED*

Posición inicial: toma un par de mancuernas, recarga la espalda contra la pared y flexiona las piernas hasta que tus muslos queden paralelos al piso.

Hazlo así: sube las pesas flexionando los codos hasta que las mancuernas lleguen casi a la altura de tus hombros. Las manos verán hacia adentro todo el tiempo y tus piernas permanecerán inmóviles todo el ejercicio.

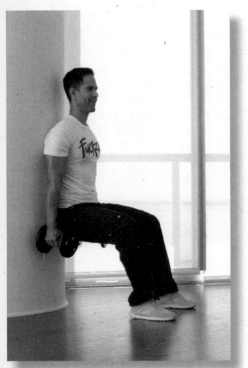 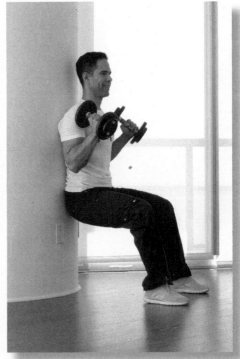

7. *LAGARTIJAS (PLANCHAS)*

Posición inicial: ponte bocabajo en el suelo. Apoya las manos en el piso a la altura de los hombros, entrelaza las piernas y apóyate sobre las rodillas.

Hazlo así: eleva la parte superior del cuerpo empujando con las manos. Baja hasta que casi toques el piso con el pecho y sube nuevamente.

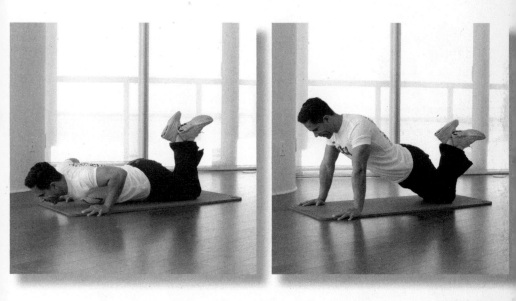

8. JACKS *BRINCANDO EN POSICIÓN DE LAGARTIJAS*

Posición inicial: posición de lagartijas apoyada sobre la punta de los pies y las palmas de las manos.

Hazlo así: salta con las piernas, al aterrizar, ábrelas; salta nuevamente y aterriza con las piernas cerradas. Tus manos estarán siempre apoyadas en el piso.

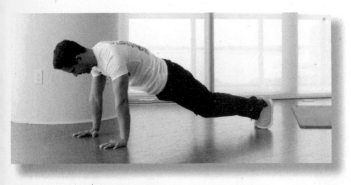

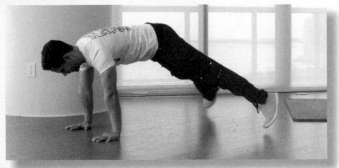

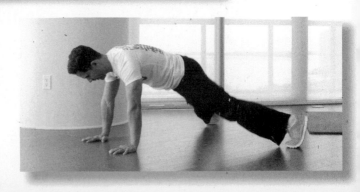

9. *BRINCOS ADELANTE Y ATRÁS EN POSICIÓN DE LAGARTIJAS*

Posición inicial: posición de lagartijas.

Hazlo así: salta encogiendo las piernas llevándolas a tu pecho al aterrizar. Salta nuevamente y regresa a la posición inicial. Haz esto con las manos apoyadas en el piso todo el tiempo.

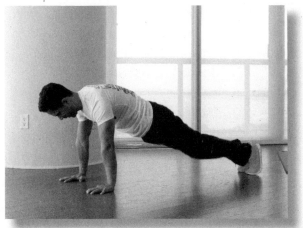

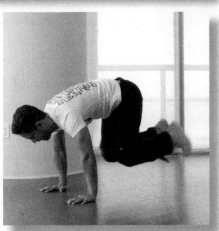

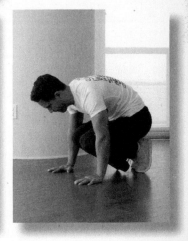

Julián Gil

En mi experiencia de vida, siempre he sido amante del ejercicio, del estilo de vida saludable, no solamente para verme bien físicamente sino también espiritualmente. Alimentarme bien y hacer ejercicio son parte de mi diario vivir. Tanto así que en algún momento en Puerto Rico incluso tuve mi propio gimnasio hace muchos años.

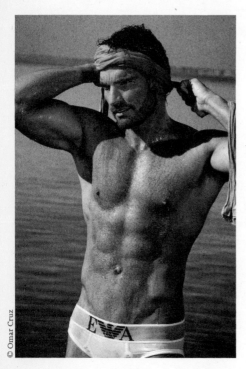

© Omar Cruz

Han pasado por mi vida personas importantes que me han instruido en el mundo del ejercicio y la vida saludable y José Fernández es uno de ellos. Después de muchos años entrenando, apareció en mi vida y yo pensé que ya lo había conocido todo en lo que era ejercicio, nutrición, rutinas, suplementos y alimentación. Pero desde que empecé a entrenar con él, hace aproximadamente un año cuando lo conocí en *Nuestra Belleza Latina,* me di cuenta de que a pesar de que yo sí sabía mucho, era más lo que me faltaba por aprender.

José es una persona que conoce muy bien el cuerpo humano, cómo reacciona, no importa qué estructura física tengas. Sabe muy bien cómo manejar cada uno de los cuerpos, pues tiene una combinación ideal en lo que se refiere a un entrenador y es que conoce muy bien el ejercicio y la nutrición.

En casos específicos con José le pedí que me entrenara para el calendario de 2011, que es mi sexto calendario. Ahora tengo cuarenta años y con la edad todo se hace un poco más complicado, el metabolismo se hace más lento y cuando vean el calendario se darán cuenta de que el cambio en mi cuerpo ha sido importante. Me aumentó la ingesta de proteínas, me bajó los carbohidratos, hubo unos periodos de limpieza, además de los suplementos, y los resultados son evidentes en las fotos.

Si lees este libro te darás cuenta de que podrás cambiar y mejorar tu cuerpo, por supuesto si eres una persona que está interesada en hacerlo.

CAPÍTULO 10

ROPA BOOKA: VIDA, FUERZA, AMOR Y FE

No hay nada más tedioso que salir a buscar ropa para una fiesta a la que no quieres ir. Pues bien, lo mismo pasa con la ropa de hacer ejercicio, porque, vamos a ser honestos, el amor por el entrenamiento no nace de la noche a la mañana. A la mayoría de las personas les cuesta acostumbrarse a la rutina y quizás sea por eso que salen de sus casas con la primera camiseta vieja y fea que se encuentran y el pantaloncito de algodón con el que de vez en cuando también duermen (¿o estoy exagerando?). A mí me ha tocado ver clientas llegar al gimnasio con camisetas anchas que estoy segura son de sus maridos, y esto pasa porque no existe motivación alguna. ¿Es que quién se va a poner a comprar una ropa bonita para que a la media hora ya esté toda sudada, verdad? ¡Pues no!

Mi inquietud siempre fue esa, que la gente tuviera una motivación extra para ir a hacer ejercicio a través de un atuendo bonito; que al salir de su casa a entrenar lo hiciera con ropa que le gusta, atractiva, para que, de esa manera, ejercitarse fuera algo más que una "obligación" y pasara a ser una diversión; y por muchos años empecé a ver cómo la gente le restaba importancia a la ropa que se ponía para venir al gimnasio. Mucho más aquellas que estaban algo pasaditas de peso, por pereza o por vergüenza, o quizás inseguridad, preferían estar en la zona cómoda de la camiseta y el pantalón ancho para así evitar momentos incómodos.

Entonces pensé en una ropa deportiva que pudiera usar todo el mundo y que además se acomodara a todo tipo de actividades, que si terminaban de entrenar y tenían que pasar por el banco, no tuvieran que irse hasta su casa a cambiarse porque no estaban bien presentadas. Además pensé que si una persona tiene una ropa bonita para ir al gimnasio, entonces en el afán de lucirla y verse bien, va a querer ir al gimnasio tantas veces como pueda. Yo comparo eso con cuando comienza la escuela. Sabemos que no a todos nos gusta comenzar las clases, pero si hay algo que motiva a un muchacho ¡son su uniforme, zapatos y cuadernos nuevos! Y me empeñé en tomar ideas de todas partes a donde iba, de las revistas, de los almacenes especializados en artículos deportivos, preguntaba y hacía un poco de mercadeo con mis clientes para saber más o menos qué era lo que ellos esperaban de su ropa para venir al gimnasio. Y así fui tomando nota de todas estas ideas hasta que en compañía de mi mejor amiga, que luego se convirtió también en mi asistente, comencé a diseñar lo que se convertiría meses después en Ropa Booka.

El nombre salió de *bootcamp*, un estilo de entrenamiento que yo uso mucho porque me da muy buenos resultados. Saqué mi primera colección a base de mucho esfuerzo, trasnochadas, madrugadas, horas frente a la computadora poniéndome de acuerdo con la persona de la fábrica acerca de todos los detalles por más pequeños que parecieran, que si este botón va por aquí, que si este bolsillo no me gusta, que si el logo hay que ponerlo más arriba o más abajo. Y por supuesto vinieron otros menesteres con los cuales yo no contaba, que en su momento hicieron que me diera un golpecito contra la tierra, pero que me ayudaron a aprender que ser empresario no es cosa tan fácil (y eso que en la farándula se burlan de los novios de las famosas cuando dicen que son "empresarios" porque eso es sinónimo de vago). Sin embargo, al final del día las satisfacciones siempre superan a las complicaciones.

Luego llegó la idea de las camisetas. Había un estilo de tela, llamado *burnout*, que siempre me gustó y se la veía a mucha gente en la calle, pero consideraba que si tenían unas buenas letras se iban a ver mejor. Así que busqué palabras inspiradoras y fue ahí que nació VIDA para mujer y FUERZA para hombre. Yo mismo empecé a pintar diseños diferentes de letras y cuando ya tuve una idea de lo que quería se las envié a mi buen amigo Juan Arango, quien es un creativo increíble. Él trabajaba en cada cosa que yo le enviaba y luego, maravillosamente, llegaba a mi correo electrónico justo lo que tenía en mente pero como no soy diseñador, me resultaba muy difícil llevarlo a la realidad.

Ya luego vino AMOR, y sabía que quería una palabras más, pero algo que impactara y que además tuviera relación con el sentimiento que provoca y que se involucra en las transformaciones, en los retos en general. Y fue ahí que llegó FE.

Pero no se me ocurrió a mí. La verdad es que un día estaba en casa y me entró la llamada de Luis Fonsi, a quien ya conocía y con quien había tenido la oportunidad de coincidir varias veces, pero en esa época él estaba entrenado con otra persona. Él quería saber si yo podía ayudarlo con un plan de nutrición ya que estaba a punto de comenzar una nueva gira promocional de su producción *En tierra firme* y acababa de recibir a su hijita Mikaela. Después de las actividades propias de un padre de familia que recién se estrena, ya necesitaba ponerse nuevamente en forma para regresar a los escenarios.

Cuando comencé a ir a su casa para entrenarlo, le llevé una de las camisetas y le conté los muchos planes que tenía con ellas, y por supuesto la inquietud que tenía por la palabra que aún faltaba para completar mi colección.

Desde el principio a Fonsi le encantaron las camisetas y me confesó que años atrás había pensado en hacer algo similar y que siempre le gustó la palabra "fe". A mí me encantó inmediatamente y le pedí "permiso" para robarle su idea, y claro, ¡ya le había puesto toda la "fe" a que él me diría que sí!

Las camisetas comenzaron a ser muy bien recibidas por la gente que entrenaba conmigo, y por la que iba al gimnasio (que no necesariamente eran mis clientes). La emoción que me daba ver cómo llegaban personas que yo no conocía usando mis modelos es un sentimiento indescriptible. Imagino que es casi lo mismo cuando un artista escucha a alguna persona cantar una de sus canciones. Terminado este primer paso, luego amplié los estilos y le agregué color negro, también hice unos modelos manga larga con capucha, después los llamados "esqueletos" o "*tank tops*" y así poco a poco mi gente se fue llenando de FUERZA, AMOR, VIDA y FE. (Si quieres tener tu FUERZA, AMOR, VIDA y FE puedes comprarlas en www.entrenadorjose.com).

TESTIMONIO

Luis Fonsi

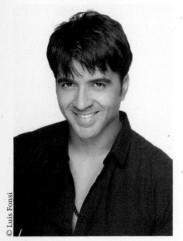

© Luis Fonsi

Para mí, el mantenerme activo y comer saludable es muy importante. Más allá de verme bien, es vital sentirme bien. Entrenar me da la energía que necesito para los intensos días de trabajo y los largos viajes. Aumenta mi resistencia y mi energía, algo sumamente importante cuando estoy sobre un escenario, pero al mismo tiempo, me ayuda a tener la mente clara y tranquila a la hora de sentarme con mi guitarra a escribir mis canciones.

Trabajar con José ha sido un verdadero placer. Más allá de guiarme en la parte física del ejercicio, me lleva por el camino correcto en la nutrición. Las rutinas son dinámicas, amenas, intensas y efectivas. Yo no busco ser fisicoculturista ni me interesa ser el más fuerte del gimnasio. Solo quiero sentirme bien y mantener mi cuerpo y mi mente siempre saludables.

La filosofía del entrenador José Fernández me funciona al 100%.

Tony Dandrades

Conocí a José Fernández en los estudios del programa de Univision, *Nuestra Belleza Latina*. Fue en una pausa comercial cuando me acer-

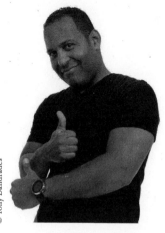

qué a él para que me ayudara de una vez por todas a buscar a un nuevo Tony, un nuevo estilo de vida, a lucir bien... Fueron muchos mis intentos para estar en forma, traté pastillas, dietas y hasta masajes, pero gracias a los consejos y las rutinas de ejercicios de José Fernández, encontré al Tony que siempre busqué.

José es una persona que a la hora de entrenar se transforma, parece un militar, pero al ver los resultados, uno termina muy agradecido. Me alegro de que haya decidido plasmar en un libro sus experiencias y consejos para ayudar a muchos que están buscando la vía para prolongar la vida a través de la buena salud. En mi caso, me siento muy afortunado de contar con el asesoramiento y amistad de uno de los entrenadores más completos.

Gracias hermano.

CAPÍTULO 11

PREGUNTAS Y RESPUESTAS

A continuación quiero compartir algunas de las preguntas más comunes que me hacen tanto en Facebook (Entrenador José Fernández) como en Twitter (@entrenadorjose). He querido recopilarlas aquí para que nos demos cuenta de que, por lo general, a todos nos aquejan las mismas dudas con respecto a nuestra alimentación y, específicamente, a los mitos que nos han inculcado en una sociedad de consumo que está más interesada en las ganancias económicas que en la salud de la población. Estoy seguro de que se sentirán identificados con algunas de estas dudas.

1. **P:** Quisiera saber cómo puedo reducir el abdomen y la cintura ya que, aunque logro bajar de peso, mi estómago sigue igual, no baja a pesar de que hago ejercicio y abdominales, y eso es muy frustrante ya que pareciera que estoy embarazada. ¿A qué se deberá esto?

R: Esto pueden ser varias cosas, pero dos de las más comunes son el consumo excesivo de sodio en las comidas (cuidado con el adobo que usas para sazonar tus carnes, en una carne te puedes estar comiendo la sal que tu cuerpo necesita en dos semanas; ¡busca el adobo que no tenga sal!) o que seas alérgica a la lactosa (leche, soya, queso, yogur) y todo esto inflame el estómago por la alergia.

2. **P:** ¡Hola! Mi nombre es José y mi peso es de 270 libras. Estoy tratando de perder peso, pero mi problema es que cuando pierdo 15 libras y rompo la dieta por una semana después de haber estado en la dieta por dos meses, las recupero súper fácil. ¿Qué me recomendarías para poder mantener un peso firme por mucho tiempo aunque rompa la dieta por pocos días?

R: El problema es (aunque no me lo dices) que quizás estás cortando o quitando totalmente los carbohidratos complejos (pan, arroz, papas, maíz, pita) y esa es la fuente principal de energía de nuestro cuerpo. Claro, si los quitas bajas de peso, pero cuando vuelves a comerlos subes el doble. Recomiendo que comas de cinco a seis veces al día pequeñas porciones, e incluye carbohidratos en tus primeras dos comidas.

3. **P:** Yo desde chico nunca me he dedicado a hacer ningún tipo de deporte y tampoco ejercicio. Ahorita tengo diecinueve años y estoy un poco llenito y quisiera un cuerpo como el tuyo, pero se me hace difícil hacer ejercicio porque me canso muy rápido. ¿Qué aconsejas para alguien como yo que está empezando a hacer ejercicios?

R: Te recomiendo que comiences a hacer ejercicios de cardio (caminar o correr, bicicleta, alguna clase de aeróbicos, etc.) tres veces a la semana (30 minutos) para que tu condición cardiovascular mejore al punto que puedas caminar y hablar al mismo tiempo sin perder el aliento. Ya mejorando esto te recomiendo una rutina de pesas por lo menos tres veces a la semana. Ejemplo:

lunes – pecho y bíceps

martes – 30 minutos de cardio

miércoles – espalda y tríceps

jueves – 30 minutos de cardio

viernes – hombros y piernas

sábado – 30 minutos de cardio

¡Mucha suerte!

4. **P:** Me di cuenta de que en tu dieta no hay frutas… ¿se puede comer frutas? Y, cuando dices vegetales, ¿te refieres a todo tipo de vegetal? ¿Cuáles no recomendarías comer?

R: No recomiendo comer frutas por las primeras ocho semanas, pues aunque es azúcar simple, necesitamos solo 25 gramos de azúcar al día, y en una sola fruta ya tenemos 28. Así que prefiero dejarlas a un lado durante las primeras semanas. Los vegetales siempre están incluidos, especialmente los verdes porque tienen más fibra.

5. **P:** Hola José. Ante todo, muchas gracias por todos sus consejos profesionales que son muy valiosos para todas nosotras. Yo mido 5 pies con 6 pulgadas y actualmente peso 134 libras. Al parecer, estoy en un peso adecuado pero igual me siento algo pasadita. ¿Será porque tengo algo de panza y estoy un poquito flácida? Yo estoy haciendo ejercicios en mi casa. Hago ejercicios cardiovasculares en la elíptica y algo de pesas, especialmente para las piernas y pompas. No hago ninguna clase de dieta, pero trato de comer saludable.

R: Necesito que nos enfoquemos mucho más en tu dieta. El comer de forma saludable no significa que vas a bajar de peso. Por eso hay que cambiar un poco la rutina de alimentación para lograr tu meta. Ten mucho cuidado con el adobo que usas para la comida (carnes y ensaladas) pues en un pedazo de carne (en un día) podrías estar consumiendo la sal que necesitas para una semana. Mucha gente comete el error de fijarse solamente en las calorías que contiene un alimento, pero no miran el resto de las cosas, como el porcentaje de sodio y azúcar en los condimentos… Intenta esto y ya veremos cómo te va.

6. **P:** Yo tengo una duda acerca de un mensaje que respondiste a un usuario. Tú dijiste que el ejercicio no baja mucho de peso, y que se necesita comer seis veces al día y con tres litros de agua. Pero yo lo que tengo bien puesto en mi cabeza es que el ejercicio es lo que adelgaza y quema grasa, acompañado con una dieta. Me gustaría muchísimo que me aclararas eso.

R: Recordemos que hacer ejercicio tonifica el músculo, no tiene nada que ver con la grasa del cuerpo. Esto es diferente a hacer ejercicio funcional, el cual aumenta el ritmo cardiaco y quema más calorías con una dieta especializada para bajar de peso. Eso acelera el metabolismo de tu cuerpo, haciendo desaparecer la grasa y permitiendo que se vea el músculo que hay detrás de ella.

Quiero compartir este estudio reciente con ustedes: especialistas de la Universidad de Harvard hicieron un estudio con doscientas personas (dos grupos de cien). La mitad de ellas hizo dos horas diarias de ejercicios por tres meses sin ningún tipo de dieta; mientras que el otro grupo no hizo ningún ejercicio pero se enfocó solamente en la alimentación, por los mismos tres meses. ¡EL RESULTADO! El primer grupo solo perdió de 2 a 4 libras en el lapso de los tres meses, mientras que el segundo grupo perdió de 24 a 36 libras.

7.

P: Hola José. Yo tengo una pregunta: quisiera saber si el hacer pesas con menos o mayor peso es mejor, y cuántas repeticiones. Yo he bajado 60 libras y ya nada más quiero hacer pesas para tonificar, pero esa es mi duda. ¿Cómo me funcionaría mejor con una rutina que yo pueda ver los resultados rápido? Tengo treinta y nueve años, mido 5 pies con 1 pulgada y mi peso es de 130 libras.

R: Primero debemos concientizarnos nuevamente sobre la importancia de la alimentación. El número de repeticiones pasa a un segundo plano si no estás comiendo de la manera correcta, pues aunque pases horas en el gimnasio haciendo miles de repeticiones al día, si sales a comer alimentos altos en sodio o no bebes suficiente agua, será casi tiempo perdido en el gimnasio. Ahora bien, en el punto en el que estás, que ya perdiste todo ese peso (y valga la oportunidad para felicitarte), puedes llevar tu músculo a otro nivel, entrenándolo de una manera diferente. Si antes hacías un ejercicio de 12 repeticiones y descansabas para luego comenzar el mismo ejercicio, ahora cámbialo totalmente haciendo 25 repeticiones pero combinándolo con otro ejercicio diferente del mismo músculo al mismo tiempo. Esto le provocará un shock a esa parte del cuerpo y tu cambio será más rápido y efectivo.

8.

P: Hola José. Yo comencé una dieta de limonada y en una semana bajé 5 libras. Lo único es que no se consume nada de comida. Yo le agregué en la cena una ensalada ya sea de pollo o de atún. La segunda semana bajé 2 libras ya aumentando unas tostadas en el desayuno hasta la tarde que comía otra ensalada. Y sí se nota el cambio, pero lo que quiero es bajar grasa para después tonificar, por eso dejé la limonada, porque me dijeron que si no consumes alimentos no quemas calorías y de por sí yo no sudo. Tengo que ponerme plástico en el estómago cuando hago ejercicios para poder sudar. Quisiera que me aconsejes ya que he estado haciendo ejercicio y el estómago no me baja y los glúteos siento que se me están desapareciendo. Me he mantenido en 155 libras después de la dieta y quisiera llegar a 130 —mido 5 pies con 4 pulgadas—, pero quiero hacerlo bien y de manera saludable.

R: Completamente MAL, ERRONEO, ¡MALÍSIMO! La cantidad de masa muscular que vas a perder será impresionante, claro que perdiste 5 libras en la primera semana, pero fueron músculos y líquido, NO GRASA. Consumiendo solo líquidos no habrá energía suficiente ni los nutrientes necesarios para tu diario funcionamiento. Hay que aprender a comer saludablemente y de forma balanceada, eso incluye proteínas, carbohidratos y vegetales. En las páginas anteriores hay un buen ejemplo de lo que puedes y debes comer para estar en forma.

9. **P:** Me encantaría saber qué tipo de comida debo comer porque peso 110 libras, mido 5 pies y quiero aumentar de peso. Especialmente lo que son mis piernas y glúteos, y tener un vientre plano porque tengo un poco de barriga. ¿Qué me aconsejas? ¿Qué rutina debo seguir?

R: Lo mejor para aumentar de peso es el carbohidrato complejo (arroz, papa, avena, pan, pita, maíz, platino, yuca). Estos los debes comer en tus primeras cuatro comidas (de las seis que debes comer). En las últimas dos comidas NO debes consumir carbohidratos, precisamente para evitar que te crezca el estómago. También hay un batido especial para ganar peso (Weight Gainer 900) pues solo un batido tiene 100 gramos de carbohidratos y 900 calorías.

10.

P: Tengo unas preguntitas para ti. ¿A partir de qué hora de la noche se debe dejar de comer carbohidratos? ¿Que hay de tomar yogur *fat-sugar free*? ¿El ejercicio por la mañana es mejor que por la tarde? ¿Recomiendas algún multivitamínico? Si sí, ¿que contenga qué? Leí que recomendaste evitar el aguacate por ahora en la dieta, ¿por qué? Yo tengo entendido que el aguacate es rico en grasas omegas, especialmente omega-9.

R: Para empezar, los carbohidratos debes dejarlos al menos seis horas antes de irte a dormir, pues como lo he mencionado antes, los horarios de las comidas dependen de los horarios que cada cual maneje. Si eres una persona que trabaja de noche y se acuesta a las seis de la mañana, tu último carbohidrato debe ser a la medianoche. No existe una hora exacta para hacer ejercicio, eso depende de cada uno. Los multivitamínicos sí los recomiendo, siempre y cuando sean de ingredientes naturales, ya que los que son de químicos no permiten la absorción completa de los nutrientes que consumes en tus alimentos. Vale la pena aclarar que las vitaminas son un complemento de la alimentación, o sea que refuerzan lo que nos hace falta en los productos que consumimos. Lamentablemente aún existe la creencia de que la vitamina sirve para dar energía y no es así, la energía te la da una nutrición balanceada.

Por otro lado, el aguacate tiene grasa buena, y no es que *no* se deba comer, simplemente que al principio de una dieta no es recomendable. El yogur que mencionas lo puedes comer como merienda, pero JAMÁS para sustituir una comida.

EPÍLOGO

¡ADELANTE!

Este se supone que es el final del libro, pero creo que, por el contrario, apenas comienzo. Pues si llegaste hasta aquí es porque verdaderamente estás preparado para el cambio, y ese cambio comienza en este mismo momento.

Espero que cuando termines de leer *Salvando vidas* no lo guardes por ahí en una gaveta. Sácale todo el provecho, léelo una y otra y otra vez cada vez que sientas que vas a "renunciar", cada vez que sientas que vas a fallar, o cada vez que falles, pues esto no se trata de una competencia ni tampoco de una sentencia, esto solo depende de ti y del momento preciso en el que desees emprender tu camino a una nueva vida.

No te castigues. Si en cualquier momento sientes que no tienes la fuerza suficiente para seguir, si te comiste un plato de arroz con pollo y salchicha preparado con mucha sal a las ocho de la noche, entonces a las once tómate un batido de proteína. Al día siguiente desayuna con tus claras de huevos ¡y aquí no ha pasado nada! Siéntete con el derecho de levantarte cada vez que te caigas, siéntete con el derecho de no querer hacer ejercicio un día, siéntete con el derecho de desanimarte, pero por favor, no te des el derecho de quedarte estacionado en ese sentimiento.

Es absolutamente normal que comencemos un proyecto con mucho ímpetu y poco a poco vayan menguando las ganas. Pero no hay satisfacción más grande que ver cómo tu esfuerzo produce frutos, y te aseguro que en cuanto comiences a ver el cambio en tu cuerpo, en tu ropa, en tu vida, no habrá nada ni nadie que te detenga.

Por eso al final de este libro yo te digo "bienvenido" a este mundo maravilloso del amor propio. Yo quedo plenamente agradecido y satisfecho al saber que con esta publicación ustedes me permiten seguir SALVANDO VIDAS.

AGRADECIMIENTOS

Quiero agradecer a las personas que creyeron en mí y cambiaron sus vidas; créanme que también han cambiado la mía. Sé que no es fácil cambiar los hábitos alimenticios de la noche a la mañana, aun sabiendo lo dañino que puede resultar no comer bien, ¡y ustedes lo lograron!

Gracias a Dios por esta oportunidad que siempre le pedí de poder ayudar a miles de personas; este libro es una muestra más de Su amor por mí.

Mi mas profundo agradecimiento a mi familia, mis hijos Tito y Gaby que siempre me ven como un súper héroe, ¡cuando apenas aprendo a pelear! Perdonen por tantas horas en las que no he podido estar... Tito: estoy muy orgulloso de que quieras seguir mi ejemplo y hayas decidido estudiar Medicina Deportiva (sé que el alumno superará al maestro). Gaby: gracias por ser siempre la nena de papá; eres la hija que todo padre quisiera tener; tu madurez y responsabilidad para manejar tus asuntos pese a tu corta edad me hacen sentir débil ante ti (lo admito). Karen, la mejor mujer que Dios pudo escoger como madre de mis hijos, gracias por tenerme presente en tus oraciones, por tu apoyo y por siempre permitir que mis hijos estén cerca de mí.

Qué bueno poder decir que "tengo el mejor padre del mundo". Papá: tu llegada en esta etapa de mi vida ha sido fundamental para alcanzar mis metas. Le diste un cambio total. Sin tus consejos, apoyo y disciplina todo esto de lo que hoy gozamos no habría sido posible.

Mamá, eres incondicional, eres la única mujer que me manda diez mensajes de texto al día (y ni que hablar de las llamadas). Respeto profundamente tu sacrificio para sacar adelante a tu familia y todo el esfuerzo y la dedicación con la que trabajando doce horas diarias y pasando las noches fuera de la casa hiciste de tus tres hijos tu más grande orgullo; qué alegría poder hoy recompensarte por eso.

Abuela Fefa, aun con tus noventa y cinco años de edad aprendo mucho de ti y siempre eres y serás ese roble que ha sostenido a esta familia. ¡Gracias por tanto amor!

Mis dos hermanos, Arlenne y Frenchie, que desde niños permitieron que fuera como su segundo padre, los amo con todo mi corazón. Ustedes son un orgullo. Frenchie: me has enseñado que cuando haces algo, no importa lo que sea, ¡siempre tienes que ser el mejor! Tú, Arlenne, felicidades por tus logros, por terminar tus estudios con honores a pesar de las adversidades. ¡Los amo!

Gracias a Paula Arcila que se paso horas recopilando información para luego escribir, con ese toque *único* que la caracteriza, este libro. Gracias a ella, hoy *Salvando vidas* es una realidad.

Anny Chavarría, aunque muchos te conocen como mi asistente, quiero que sepas que ¡eres mucho más que eso! Eres mi amiga y te considero mi hermanita. Sin tu organización muchas de mis cosas no se terminarían.

Vitasource, la marca de suplementos y vitaminas de la cual tengo el honor de ser la imagen, gracias por creer e impulsar mi carrera.

Gracias a la cadena Univision por abrirme sus puertas y darme la oportunidad de comenzar mi misión de salvar vidas.

Diane Stockwell es mi agente literaria; indudablemente una de las cosas más importantes que me han sucedido ha sido tu interés en este proyecto. Gracias por tu confianza.

Gracias al director editorial Erik Riesenberg y al director Carlos Azula de C. A. Press, así como a mi editora Cecilia Molinari, por ayudarme a hacer de este libro una realidad.

Gracias a los amigos de la revista *People en Español*, María Morales y Armando Correa, por mi columna "Ponte en forma"; todos ustedes han hecho mi sueño realidad.

Y por supuesto _____ asan su mirada por esta _____ querer con esta herram _____